自然に沿った子どもの暮らし・体・心のこと大全

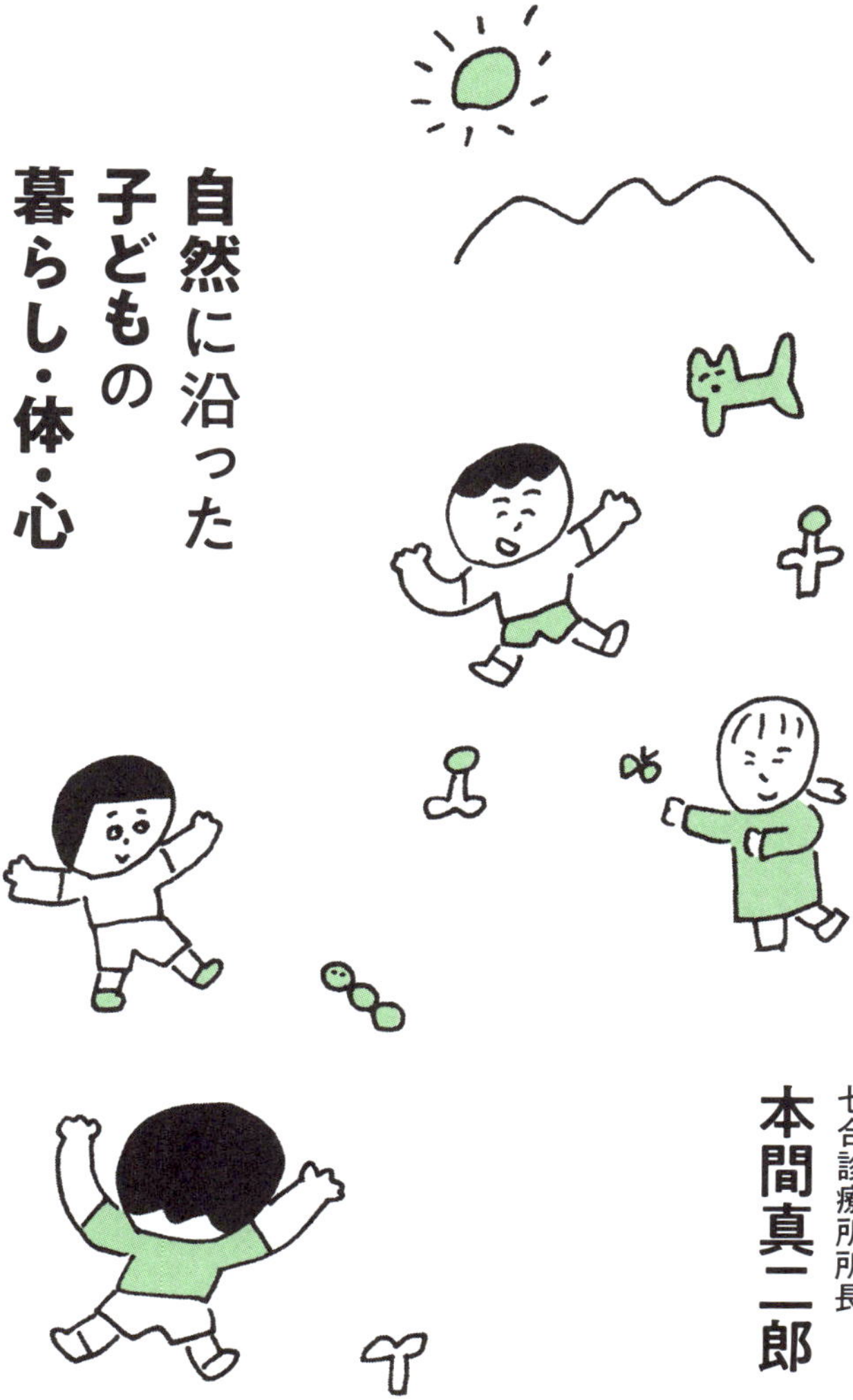

七合診療所所長
本間真二郎

大和書房

はじめに

私は、西洋医学の医師免許を持つ一医師です。専門は小児科で、研究はウイルス（微生物）学を学びました。札幌医科大学医学部を卒業し、大学付属病院をはじめ、北海道内の中核病院をまわりながら小児科医として勤務しました。

研究は、大学院では小児の主要な胃腸炎の原因であるノロウイルスとロタウイルスを扱っていました。研究論文が評価され、米国のＮＩＨ（国立衛生研究所）に3年間ほど留学し、その間は主にロタウイルスワクチンの開発をしていました。私は、日常最もワクチンを打つ機会の多い小児科の医師であり、研究も最先端のアメリカでワクチン開発をしていたことになります。

帰国後、札幌医科大学付属病院の新生児集中治療室（ＮＩＣＵ）室長を経た後、自分が考えるより深い医療を探求するために、大学病院を退職し、栃木県那須烏山市に移住し、現在の七合《ななごう》診療所に赴任しました。

現代西洋医学の最先端の大学病院から、一見、真逆と思える田舎の診療所に移ったこと、あるいは西洋医学から、一見、真逆と思える薬や注射などをなるべく使わない自然派の医師になったことは、多くの人にとって不思議に思えるかもしれません。

かつての私は、西洋医学を一日も早く究め、薬や注射などを駆使して病気に対処するのが最善と考えていました。しかし、外来で私が毎日みる子どもたちのほとんどは、おそらく私が薬を出しても出さなくても大差なく治るであろうと思われました。

様々な難しい病気に対しても、西洋医学が日進月歩で発達しているように見えますが、実際は症状をとったり、検査の値を良くする対症療法がほとんどであり、そもそも病気にならないように指導したり、健康を増進することについてはまったく考慮していません。そして、病気や健康上の問題を抱えた子どもたちは、右肩上がりに増え続けているのが現状です。

そこで私は、西洋医学にこだわることなく、よりグローバルに大きな視点から、病気や健康について根本的に考え直そうとしたのです。つまり、人がなぜ病気になるのか、病気とは何なのか、病気が治るためにはどうすればいいのか……などについて、ありとあらゆる側面からより極めたいという、自分の本当の望みを突き詰めていったのです。

自然の仕組みを理解するために、自然農による作物の栽培を始め、現在では、米や季節の野菜をほぼ自給自足でまかなっています。さらに、自分で育てた麴菌などを利用して、みそ、しょうゆ、酢、納豆、甘酒などの調味料や発酵食品も手作りで楽しんでいます。

このような自然に沿った生活をしていく中で、**すべての病気は、自然から離れた日常生活（食事、生活、メンタル）にある**というとてもシンプルな結論に達し、そのことを伝える活動を始めました。

西洋医学は西洋医学の範囲内では決して間違っていませんし、役に立つこともたくさんあります。しかし、西洋医学的な考え方だけが正しいわけではなく、他にもたくさんのアプローチ法があるのです。

実際に違う視点から眺めてみると、西洋医学は、かなり視野の狭い考え方が多いことに気がつきます。たとえば、病気を治すのに最も大切なのは自然に治ろうとする力＝自然治癒力ですが、医学部の教育では、この最も大切な自然治癒力について詳しく学ぶ機会はありません。

また、すぐに症状をとることや目先の問題を解決することが、生涯にわたって健康を維持することと同じであるとは限らないのです。

私は、はじめに西洋医学を徹底的に学び、その後、より全体的で本質的な自然の仕組みについて考察し、その両方の視点から病気や健康について考えるようになりました。

現在は、自然派の医師を名乗っており、なるべく薬や注射（ワクチンを含む）などの力を借りずに、自らがもつ自然治癒力を高める方法で病気を治したり、病気にならない生活（食事、生活、メンタル）を提案しています。

病気に対して、今していること、今までしてきたことのどこに問題があるのかを西洋医学を含めて総合的に考え、理解し、どのように改善するのかを指導して、「自分や家族で問題を解決する」手助けをしているのです。

本書の第1部（第1章「衣食住」、第2章「毎日の生活」）では、暮らしについて、どのように生活すれば健康で快適に楽しく生きられるかをまとめています。

健康や病気は日常生活がすべてです。病気にならない生活と、病気が治る生活に違いはありません。とくに、自然からかけ離れてしまった現代社会の中で、無理のない範囲でより自然に暮らす大切さと、その工夫に重点を置いています。

第2部は、子どもの成長、発達と病気についての考え方や対処についてです。

第3章「妊娠前、妊娠中の過ごし方」では、本当の子育ては、妊娠するはるか前から始まっていることと、妊娠や出産に関しての現状を書いています。

第4章「母乳、人工乳、離乳食、成長発達」では、生まれてからの子どもの成長、発達に大切な事項をまとめ、発達障害については、現時点での一般的な考え方を示した後に私の考えを加えました。

第5章「アレルギー」では、アレルギーが増えている最も重要な理由について触れ、とくに乳児湿疹、アトピー性皮膚炎を中心に書いています。ステロイドをはじめから使わない（ノンステ）、あるいは使用を止める（脱ステ）についての考え方や実践的な対処法も示しました。

第6章「ワクチン、感染症」では、すべてのワクチンが義務ではないことと、なぜ多くの医師が接種を勧めるのか、ワクチン接種に対してどのように考えればいいのかなどを総合的にまとめました。

第7章「心」では、子どもの心の発達から、心の構造、病気との関係について、とくに親子関係を中心に、心身の病気との関係の理解にとても大切なことをまとめています。

第8章「病気とホームケア」では、病気とは、症状とは、治癒とは、などについて本質的な考え方を述べています。また家庭内における病気の対処や考え方をまとめています。子どもだけでなく、すべての人に共通する内容となっています。

物事をどんどん細分化して科学的に突き詰めていく西洋医学的な考え方と、全体である自然との関係という総合的な考え方の両方の視点から、知識、考え方、対処法などについてまとめた統合的な「子育て・子育ち本」になったと思います。

とてもたくさんの項目を扱っていますが、それぞれの項目が連動しており、自然に沿うという一貫したコンセプトを感じていただければ幸いです。はじめから読んでいただいても、興味のある項目を先に読んでいただいても大丈夫なようにまとめています。

また、子どもとの暮らしがテーマですが、ほとんどが大人やお年寄りにとっても当てはまる内容であり、病気や健康を考えるすべての方に役立てていただきたいと思います。

自然に沿った生活により、子どもたちは健やかに、楽しく、のびのびと成長していきますが、それ以上に大切なことがあります。自然に沿った生活を続けることにより、子どもの健康だけではなく、家族も社会も、地球上のすべての生物も環境も良くなります。さらには、それが、今だけではなく、孫や未来の子孫たちにとっても良い社会につながっていくのです。

本当に大切なことは、何かを我慢したり、つらいことをしたりすることではありません。心身にとって良い生活をすることが、本当の喜びになっていくのです。

本書が、一人でも多くの人に余裕と自信をもった子育て・子育ちを楽しく実感していただく助けになれば、この上ない喜びです。

目次

第２章　毎日の生活

第２部　体と心

第３章　妊娠前、妊娠中の過ごし方

第7章 心

第8章 病気とホームケア

第1部

暮らし

第1章 衣食住

ごはん、みそ汁、漬け物の3点セットが基本

生活の基本である衣食住の中でも、食は直接私たちの体を作っていくものですから、普段の食事は健康に生活していく上で最も大切なことです。ご両親が普段食べているものや嗜好のパターンがそのままお子さんのとる食事になります。**3歳までの食生活が生涯にわたる体や味覚の基本的なパターンを決めてしまいますので、基本の食はとくに重要です。**

どのような食事が健康に良いのかは、体の設計図である遺伝子、住む土地の気候や風土、腸内細菌の状態などにより異なり、世界共通のものはありません。世界の食の多様性を見てわかるように、国や地方により食材も食事法も全く異なります。

人の体はとても柔軟性が高く、普段食べている食事の内容に合わせて、ある程度は体を調節していく能力があります。しかし、やはりその土地に住む人にとってふさわしい食事があります。日本に住む人にとって最もふさわしい食事は、伝統的な和食でしょう。

和食ですので、ごはん、みそ汁、漬け物の3点セットが基本です。ごはんはできれば白米よりは玄米が良いでしょう。玄米がどうしても苦手な方や体質に合わない（食べると下痢、便秘、腹

痛などを引き起こす）人は分《ぶ》づき米にしたり、白米に雑穀をたっぷり混ぜて食べましょう。玄米を少し発芽させ、発芽玄米の状態にする方法や、玄米を炒ってから炊く方法もあります。圧力鍋で柔らかく炊くと、かなり食べやすくなります。

何より重要なことは、意識してよく噛むようにすることです（「食事の7原則」⑥ P.35参照）。

●玄米が体質に合わない日本人はほとんどいない

日本人で玄米が体質に合わない人はほとんどいないと思います。下痢や便秘、腹痛などになるため玄米を食べられない人がいますが、これは腸や腸内細菌の状態が、玄米を食べられない状態にまで悪くなっていることが原因です。この場合は、雑穀を加えた白米や分づき米をベースに、食物繊維やオリゴ糖を含む食べ物、発酵食品などで腸や腸内細菌を整えて玄米を食べられる状態にするのが先決です。

子どもの食事や、離乳食に関しても同様に考えると良いです。よく子どものうんちがゆるくなる、そのままうんちに出てくる、などの悩みを聞きます。私は、むしろ、吸収の良すぎる白米よりも、消化がゆっくりな玄米を工夫してとることに小さい頃から慣れさせてほしいと思います。

このような工夫をしても下痢をしてしまう、食が細い、子どもが受けつけないなど、気になる場合は分づき米にすると良いでしょう。

実は栄養価（ビタミンやミネラル、食物繊維）の面だけ考えると、雑穀の方が玄米よりもはるかに栄養価が高いのです。しかし、私が玄米を推奨するのは栄養価の面だけではなく、玄米の解毒作用にあります。玄米に含まれるフィチン酸やアブシジン酸のキレート作用（カルシウムやマグネシウムなどの重要なミネラルを排出してしまう作用）やミトコンドリア（細胞の主要なエネルギー産生器官）に対する害を指摘する人がいますが、私はこの作用こそ解毒作用の要であると考えています。

つまりこれらの作用には一部好ましくない面もありますが、玄米が総合的には体にとって良い方向へと作用しているのです。だからこそ、長い間日本人にとって主食となり得てきたのです。食の大切な原則は、一物全体《いちぶつぜんたい》（「食事の7原則」③ P.29参照）。日本人にとっての主食であるお米はぜひ玄米でとるようにしたいものです。

●腸内細菌にとって良い物を、良い食べ方でいただく

野菜の栄養価の低下が指摘されています。今と50年前の食品栄養表を比較すると、ビタミンでは数分の1、ミネラルでは50分の1程度にまで減少しているものもあります。この問題は、とても根が深く、野菜の栽培方法（肥料・農薬・除草剤の使用、野菜の種、促成栽培、水耕栽培など）、土や微生物の状態などの問題が複雑にからんでいます。ですから野菜が作られた過程が大切なのです。できるだけ自然農や有機農で作られた地元の野菜が良いのです。可能であれば少しでも自分で作物を作る生活をお勧めします。

また旬の野菜の栄養価はそれほど低下していませんので、旬の野菜をたっぷりと使った具だくさんのみそ汁があれば最低限の栄養はとれます。さらに雑穀（そば、ひえ、あわ、きび、アマランサス、キヌアなど）を食べなくなったことも栄養が不足する原因になっていますので、玄米・白米にかかわらず、普段から積極的に雑穀を食べる習慣を持つ方が良いでしょう。

和食の基本であるごはん（玄米）、漬け物、季節の野菜を使った具だくさんのみそ汁にたっぷりのごま塩と梅干しを加えれば、最低限の栄養は十分にまかなえます。**本来は、腸や腸内細菌の状態が良ければ、必要な栄養素のほとんどは、直接食材に含まれなくとも腸内細菌が作ってくれたり調節してくれたりするのです。**食事の基本は、食材に含まれる栄養も大切ですが、それ以上に重要なのは、腸内細菌にとって良い食べ物、食べ方をすることなのです。

しかし、後で述べるように、現代人の腸内細菌は相当なダメージがあることに加え、野菜の栄養価の低下なども進んでいるため、これだけで健康を維持するのはとても難しい状態です。ですから、基本の3点セットにおかずを加え一汁一菜から三菜にします。

おかずをどの食材から選ぶかをわかりやすい頭文字でとったのが「まごわやさしい」です。ま＝まめ、ご＝ごま、わ＝わかめ・海藻類、や＝やさい、さ＝さかな、し＝しいたけ・きのこ類、い＝いも類です。

「まごわやさしい」は、日本人が和食を中心として健康に暮らすための知恵です。腸や腸内細菌の状態を自動的に整えてくれます。毎回の食事にこれらのすべてを含める必要はありません。難しく考えないで、1週間くらいのあいだに、まんべんなくとれていれば十分です。じつはこの「まごわやさしい」の頭文字も本当は覚える必要はなく、最も大切なことはこれらに**乳・乳製品と肉類（さかなを除く）が含まれない**ことなのです。

日本人には、本来これらの動物性食品は必要ありません。明治以前の日本に住む人々は、ほとんどとらないで健康的に暮らしていました。腸内環境が良かったからです。この頃までの平均寿命が短かったのは、基本的な栄養の絶対量が少なかったのと、衛生環境（おもに上下水道）の不備によるものです。比較的長寿の人もたくさんいました。

私が動物性食品をあまりお勧めしないのは、腸内環境を悪化させるからです。 腸内細菌のバランスをくずし、いわゆる善玉菌が減り、悪玉菌が増えてしまうのです。腸内環境が悪化しても、健康への影響はすぐには見えにくいのですが（本当は便の状態を見ればすぐにわかるのですが）、長期的には確実に健康に悪影響を与えます。

さらに、肉1kgを作ろうと思った時、その動物（主に四つ足動物）を育てるために餌として5～10kgの穀物が必要です。今、地球上では、毎日6～7万人もの人が飢えで亡くなっています。多くの人が肉食を続けることは、持続不可能であり、不自然なことなのです。私はいつも「何を食べるかにその人の人間性が表れる」と説明しています。地球上の生産者である植物の命をありがたくいただき、他の人にも、他の動物にも、そして環境にも負担がかからないのが本当の食であると考えます。

腸や腸内細菌の状態が良ければ、多少の動物性食品をとっても影響は出にくいと思います。様々な栄養素を簡単にとれるという面もあり、栄養障害で様々な病気を発症している人は、一時的に見かけ上体調が良くなる場合もありますので、積極的に勧める意見もあります。

しかし、飽食である現代人が栄養障害になっているのは、腸内環境が悪化しているからです。

現代の医学、栄養学、健康学、食事学などには腸内細菌という考え方がありませんが、健康はすべて腸内細菌の状態で決まるといってもいいのです。主食も副食も、腸内細菌をいかに整えるのかが最も大切だと私は考えています。

●なるべく控えたい食べ物

砂糖、牛乳、小麦、油、肉、精製塩、トランス脂肪酸、遺伝子組み換え食品、添加物、放射能、農薬、化学肥料はなるべく控えたいものです（『病気にならない暮らし事典』〈セブン&アイ出版〉も参照ください）。

基本の食事がきちんとしていれば、大人よりも代謝の活発な子どもなら多少ハメを外しても良いでしょう。

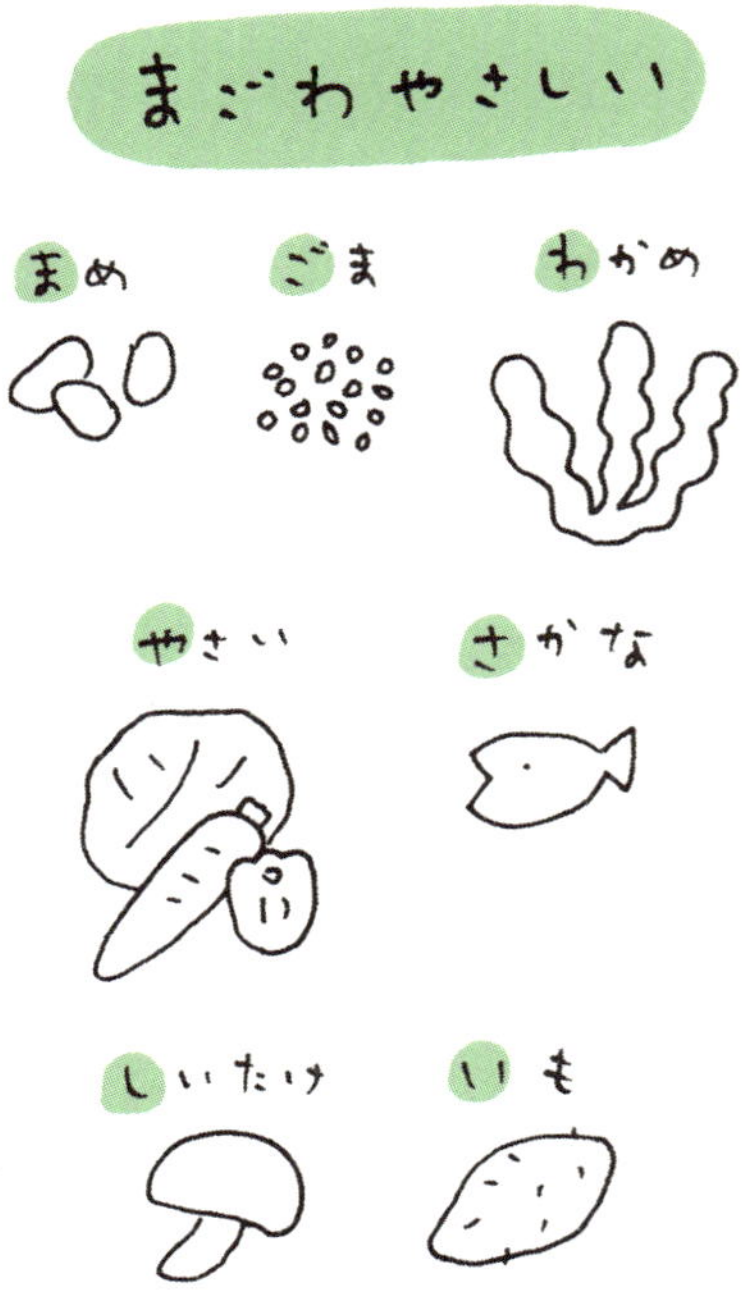
まごわやさしい
まめ
ごま
わかめ
やさい
さかな
しいたけ
いも

食事の7原則

私がお勧めしている食事の原則についてまとめておきます。

① 少食（ただし子どもは例外）

現代の病気、とくにいわゆる生活習慣病（肥満、高血圧、糖尿病、高コレステロール血症、がんなど）の多くは食べすぎによって起こります。生活習慣病は、かつては成人病と呼ばれていたように本来は大人の病気です。あらゆる生活習慣病の低年齢化が進んできており、とくに肥満の子どもが少なからず見られるようになってきています。

肥満があると他の生活習慣病にもなりやすくなります。肥満の原因は第一に食べすぎで、運動不足（子どもでは外で遊ばなくなった）も関係しています。食べすぎの影響として、肥満以外にも冷え、免疫力低下、ビタミン・ミネラル・酵素の消費、解毒能の低下など健康にとって様々な悪影響があります。

日本のような先進国の大人では、現代の飽食が病気を引き起こしているため、少食が健康的な生活の基本です。しかし、育ち盛りの子どもの場合、成長や発達のために大人以上にたくさんのエネルギーを必要とします。

子どもの食事の量をどのように考えれば良いでしょうか？　食べた量が1日に使用するエネルギー量を大きく上回っていれば、差の分肥満になります。体育会系の部活の有無や外で遊ぶ量は個人差が大きいですから、年齢などにより食事の決まった量があるのではなく、肥満にならない範囲で内容を考慮すれば、たくさん食べて構わないと考えて良いと思います。

②身土不二

身土不二《しんどふじ》とは、自分が住んでいる周りの環境（土地）と体には密接な関係があり、同じものであるという考え方です。

当たり前ですが、私たちの体は私たちが食べているものからできており、その食べているものは本来、自分が住んでいる場所の土地から生じています。暑い夏には体を冷やす果菜類や果物が採れ、寒い冬には体を温める根菜類ができるというように、その時期にできる作物はその場所に住むものの状態が良くなるように自動的に調節されてできてくるのです。

さらに、私たちが死ぬとその土地の土に還ります。本来、人はこのような営みを何千年も繰り返してきたのです。つまり人はその土地から生じ、その土地と一体になることが自然の姿なのです。

野菜の栄養価の低下が問題になっていますが、旬の食べ物を食べなくなったことも大きな要因です。**旬と旬でない作物では、見た目がほとんど同じでも栄養価が全く異なるのです。**最近では、地球の裏側からも食料を輸入しており、1年中ほぼ好きなものがいつでも食べられる状態です。しかし、これはポストハーベスト（輸出のため、収穫後の作物に大量の農薬や防腐剤を使用すること）を含めて人の健康の面からも、エネルギー消費の面からも良いことではありません。

なるべく自分が暮らす地域の旬の作物をいただくことにより、健康に暮らすことができるのです。私たちの体は土地と一体なのですから、土を傷めつける行為（農薬、化学肥料、産業廃棄物、洗剤など家庭で使う化学物質、放射能……）を可能な限り改めなければなりません。

③ 一物全体

次に大切なのが、食べ物は一物全体でとるということです。一物全体食とは本来の生きた状態のものを丸ごといただくという食べ方です。お米であれば玄米、小麦粉であれば全粒粉、野菜も根や葉や茎の部分も可能な限り全部いただきます。作物は全体で生命として完全であり、その後の消化・吸収・代謝などに必要なすべての栄養素も揃っています。

私は、仲間と育てたお米を1年分自宅の廊下に保存しており、分づき米にする時はそのつど精米機を使っているのですが、梅雨の時期でも玄米のままでは虫がわくことはありません。しかし、分づき米にして米と糠に分けたとたん、翌日には糠に虫がわき、分解を始めていくのです。

微生物は不自然なものや不完全なものを優先して分解するという特徴がありますので、糠を取り除く作業は、やはり不自然で、一物全体の状態から外れてしまうからでしょう。米そのもの、つまり玄米でいただくことは、最も自然の理にかなっているのだと思います。

現代人の栄養状態は三大栄養素（糖質、脂質、たんぱく質）はむしろとりすぎで、それ以外の栄養素（ビタミン、ミネラル、食物繊維、ファイトケミカル）が足りない状態です。これがありとあらゆる不調の原因につながっています。

精製・精白された食品は、口当たりは良いのですが、カロリー以外の栄養素（ビタミン、ミネラル、食物繊維など）が激減しています。これらを食べると、消化・吸収・代謝するための栄養素が足りませんので、体の他の部分から持ってくることになります。これらの栄養素は、本来は体の構築や修復、解毒、免疫力など他の生命活動に使われるはずであったものです。

精製、精白が進めば進むほど体に負担がかかるという原則を覚えておきましょう。代表的なものは精白米、精白小麦粉、白砂糖、精製塩などです。

栄養価や健康の面だけではありません。食事は生き物の命をいただく行為です。この世界に存在するもので意味のないものはありません。口当たりが悪い、食べにくい、見た目が悪いなどという理由で一部を切り捨ててしまうという考え方・行為自体が問題だと思います。

＊子どもが玄米を嫌がる場合は

よく聞かれるのは「子どもが白米を食べたがるがどうしたらいいか」ということです。

おいしくないものを無理して食べるということではなく、少しでも自然に近い、無駄にしないという心を大切にしたいものです。

たとえばわが家でも、子どもが白米を食べたがることがよくあります。良く噛めない子どもにとって食べてすぐに甘みがくる白米はごちそうですよね。そんなときは、圧力鍋で炊いた玄米を平べったくおせんべいみたいにしておいしい海苔ではさんでパリパリ食べたり、おにぎりにしてみそを塗ったりします。

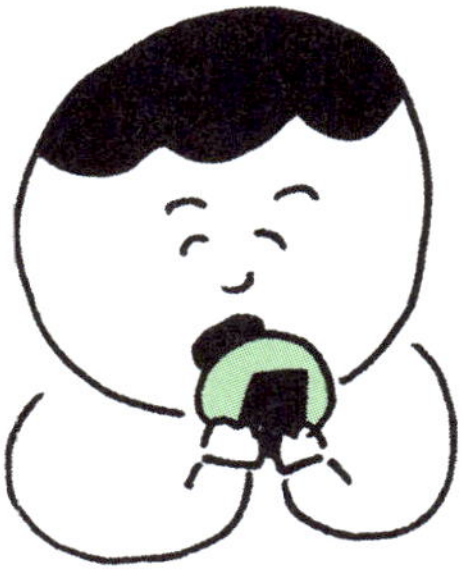

これだけで食べやすく、栄養満点です。

私は、玄米ほど効率よく栄養を補給する食材はないと思っています。おいしいごはんの友を用意するのもいいですね。状況をみて雑穀を混ぜたり分づき米にしたりするなど、子どもの心と体のバランスを見ながら長期的に考えていきましょう。

そして、何より親がおいしくいただく姿を見せ続けていくことが大切だと思っています。お母さんが家族の健康のために作ってくれる食事、今あるものを「ありがたくいただく」ことは、子どもが社会に出ても大切なことだと思うのです。

このことは、食に限らず生活する上であらゆることに通じると思います。私たちの行っていることが、考え方まで含めて子どもに見られていて、伝わっていくのです。

④ 食物繊維をとる

食物繊維は炭水化物の一種で、腸や腸内細菌の状態を整える効果がとても高い優れた栄養素です。繰り返しますが、腸および腸内細菌の状態が人の健康にとって最も重要と言って良いほど大切です。私がお勧めしている食事法や生活法は、すべて腸内細菌を含めた微生物にとって良いことにつながっています。

食物繊維には水溶性の食物繊維と不溶性の食物繊維があり、体の中で働きに違いがありますがどちらも健康にとってとても大切で、日本人は摂取が不十分な状態です。日本人の食物繊維の摂取量が減った最も大きな理由は、精製食品の摂取が増え、一物全体食を止めた（とくに玄米を白米に替えた）ためです。

水溶性の食物繊維は、人は栄養素として利用できませんので、大腸までよく届き、腸内細菌の栄養となります。水溶性の食物繊維は以下のものに多く含まれています。

コンニャク、海藻、大麦、納豆、ゴボウ、ニンニク、ラッキョウ、アボカド、プルーン、ユリ根、干しシイタケなど

不溶性の食物繊維は、人も、腸内細菌も栄養として利用することはできませんが、便のかさを増し便秘を予防する、腸内細菌のすみかを提供するなど、健康に良い様々な役割があります。不溶性の食物繊維は以下のものに多く含まれています。

豆類（インゲン豆、ヒヨコ豆、大豆、小豆、エンドウ豆、ラッカセイ）、トウモロコシ、アマランサス、アーモンド、ゴマ、クルミ、松の実、シソ、栗、パセリ、キクラゲ、干しシイタケ、切り干しダイコン、カンピョウ、トウガラシなど

食物繊維は腸の状態を整える以外にも、毒物（農薬、添加物、放射能など）を吸着する、糖類の吸収を遅らせる、ミネラルやビタミンの吸収を良くするなど、健康に良い様々な役割を持っていますので積極的にとりましょう。

また、便が柔らかい、固いは食物繊維だけで決まるものではありませんが、水溶性の食物繊維をとると便が柔らかくなり、不溶性の食物繊維をとると便は固くなることも覚えておきましょう。便秘や下痢がちな人は、普段とっている食物繊維の量や種類に注意してみるといいでしょう。

⑤発酵食品をとる

発酵食品は、微生物の発酵の働きにより栄養素やうま味が増え、保存性も良くなった食品のことで、食物繊維と同様に腸や腸内細菌の状態を整える高い効果があります。

和食には世界で最も多くの発酵食品が使われ、これが日本人の健康を支えてきました。最近で

は健康的な食事として海外でも和食が注目されてきています。みそ、しょうゆ、酢、みりん、塩麹などの調味料に加え、かつお節、漬け物、梅干し、甘酒、納豆などの発酵食品も積極的にとるようにし、子どもには小さい頃から本物の味に慣れさせていきましょう。

これらの発酵食品の原材料も、天然素材（有機無農薬、自然農）のものを使い伝統的な製法（天然醸造）で作られたものを選びましょう。ヨーグルト、チーズも代表的な発酵食品ですが、私があまりお勧めしていない動物性食品であるためとりすぎに注意しましょう。

⑥よく噛んで食べる

最近の日本人はよく噛んで食べることが少なくなりました。とくに、子どもたちの食べ物は柔らかいもの、口当たりの良いもの、すぐに口の中に濃い味が広がるものが増えており、よく噛まなくてもおいしさを感じ、飲み込めるものが多くなりました。

しかし、食事の時によく噛むことは、健康にとってとても大切です。噛むことには、たくさんのメリットがあります。まずは唾液の分泌が良くなることが重要です。これにより、消化・吸収を助ける、毒物を分解する、口の中の常在菌を保護する、虫歯を予防する、味覚が発達するなど様々な効果があります。

他にも、よく噛むことにより歯並びが良くなる、姿勢が良くなる、免疫がつき病気の予防になることや、脳の血流、髄液の流れも良くなること、言葉の発達や勉強の効率も良くなることが知られています。

ただし、速く、強く噛みすぎると、歯に小さな傷ができ、虫歯の原因となることがあります。ゆっくり、リズミカルに噛むことも大切です。日本には、食べ物を口に含むたびに箸を置く「箸置き」の文化があります。子どもにも、ゆっくりと噛んで、食事をありがたくいただく作法を伝えていきましょう。

⑦楽しく、感謝していただく

どんなに栄養価が高く健康に良い食べ物でも、楽しくない、感謝の気持ちのない食卓、つまらなさそうな食べ方では健康に良いはずはありません。おいしい食事をとることは、嬉しいことであり、楽しみにつながります。

しかし、おいしく感じるものが必ずしも健康に良いというわけではありません。ごはんを食べないで、口当たりの良い好きなおやつばかりでは丈夫な体はできませんし、濃いうま味がたっぷり添加された食事やファーストフードが体に良いわけはありませんね。おいしいという意味には、食事の時に感じるおいしさと、その後の長い期間の健康にも影響するおいしさの2つの意味があると言います。

人は、食べなければ生きていけませんし、食べることとは、他の生き物の命をいただくことです。「いただきます」は命をいただきますという意味で、世界でも日本にしかない言葉だそうです。食べ物をおいしく、楽しく食べる工夫をすることに加え、たとえ好みに合わなくても、命をいただいているという感謝の気持ちを常に忘れずに持つことを、まずは親が心がけ、子どもに示していく必要があります。

飽食の時代にこそ、食事をどう考え、どう選択するかに最も人間性が表れます。子どもの場合は、親の食事への姿勢がそのまま子どもの考え方になります。食事は、毎日繰り返される日常生活の要であり、楽しく感謝することを、食べることを通じて伝えていくことも大切な教育の一つになるでしょう。

食事の時は、テレビなどを消し、ゆっくりと味わいながら食べることができる環境を作りましょう。可能なら家族の全員が揃って食事をとることが理想です。テーブルに乗っているものを、好きなものだけではなく、何でも食べる習慣づけをし、できるだけ家族全員が同じものを食べられるように工夫をしましょう。

化学物質は子どもの味覚を変えてしまう

私たちの生活は便利になりましたが、あまりにも多くの不自然な化学物質にあふれています。食品に含まれる化学物質（いわゆる合成添加物）は、直接体内に入るものですので、とくに注意が必要です。さらに怖いのは、味覚がその味に慣れてしまうことです。ある一定の年齢になってから味覚を取り戻すには、小さい子ども以上の努力が必要になってしまいます。

簡単で便利な食品（コンビニ弁当やデパ地下のお弁当やお惣菜、お菓子、ファーストフードやファミリーレストランの食事、インスタント・レトルト・冷凍食品、瓶詰、缶詰……）のほとんどのものには、大量の添加物が使われています。しかし、現在のような大規模流通にのせて、食品を全国に同じように配送するためには、仕方ないことでもあります。

たとえば、**コンビニの幕の内弁当一つには200種類以上の添加物が含まれている**とされています。一つ一つの添加物は国の安全基準をクリアしているかもしれませんが、それを何百種類も同時にとることは安全なのでしょうか。添加物の安全性は1種類ずつ個別にしか確かめられていません。すべての添加物が有害なわけではありませんが、種類があまりにも多く、個別の情報を把握し選択することは難しいため、はじめからできるだけとらないエ夫をしていくことが大切です。

食品の安全性を確かめるには添加物だけではなく、農薬、化学肥料、放射能などの情報も必要になるかもしれません。さらには農作物の育て方や家畜の飼育方法など、それ以外のことまで考慮しなければなりません。そう考えると、相手の見える関係、心から信頼できるお店で買うのが最も安心でしょう。育て方や製造方法が不明瞭のものは控えるのが無難です。

化学物質の害には、それ自体の毒性だけでなく、微生物を排除しているという側面もあります。本来食べ物は生き物の命をいただくことであり、生きているものを食べることなのです。私たちの体にとっては生きているもの、あるいは発酵など生物の活動が行われたものを食べるのが自然であり、体は、そのような自然のものを吸収し、処理するようにできているのです。

そこで、私は、和食に加え、できるだけ不自然な加工がなされていない食物（自然食）をとることをお勧めしています。自然食とは、加工品ではない自然の食材を使い、人工的な化学物質を含まない食事ということです。具体的には、食材は自然農や有機農などにより遺伝子組み換えでなく、農薬・化学肥料を使わずに作られた作物で、使用される調味料なども不自然な添加物の使われていない食事を指します。

このような食事は、現代では自分で作るしかないのが現状でしょう。しかし、とても忙しい現代生活に加え、共働きの家庭がほとんどの状態です。先に挙げた加工品を利用するのはとっても便利です。たまにこれらの食品を食べるのは代謝の良い元気な子どもなら問題ないでしょうが、可能な限りお子さんには手作りの料理をあげてください。

●味覚障害の子どもが増えている

最近、味覚障害の子どもが増えています。子どもは、大きくなって親から離れ、食を通して人と関わり、成長していきます。季節の食物自体のもつ自然のうま味、苦み、甘みなどを感じることができず、添加物の濃い味、肉や乳製品中心の食事しかおいしいと感じないのはとてももったいないことだと思います。

味覚は、日々の食事でしか育てることができません。感覚を育てるのは、外からの教育ではなく、家庭だと私は強く考えています。

学校給食の問題点

学校給食は、終戦後の経済的困窮や食糧難から児童生徒を救済する目的で始まりました。しかし、現代は飽食の時代になり、この意味では、学校給食の意義が失われつつあるようにも感じます。また、学校給食には現在、様々な問題点が指摘されています。たとえば、アレルギーを持つ子の対応、給食費未納の問題、給食残滓《ざんし》の問題、外部委託の増加に伴う問題、宗教上の問題がある時の対応などです。ここでは、子どもたちの健康に関係することのみを扱います。

実は学校給食は、子どもたちの心身の健康にとってとても大切です。

まず、アメリカの少年院に入所している子どもたちを、砂糖を大幅に減らした食事のグループと通常の食事をとるグループに分けた実験結果を見てみます。**砂糖を大幅に減量した食事のグループは、通常の食事のグループに比べ、反社会的行動が46％も減少していました。**反社会的行動の中でも凶悪なものほど減少が大きくなっていました（暴行82％減少、窃盗77％減少、命令違反55％減少）。砂糖以外に生活のカリキュラムに一切違いはないので、給食（この場合は砂糖の量）の内容がいかに大切であるかがわかります（メカニズムはP.42の図1参照）。

次に、長野県の元中学校校長で、後に真田町教育長を務められた大塚貢先生の取り組みを紹介した本『給食で死ぬ!!』（コスモ21）から学校給食の重要性を見てみます。

大塚先生が校長として赴任した中学校は、いわゆる荒れた学校で、常に生徒がいじめや非行、窃盗などの問題を起こすため、毎日のように先生が警察に呼ばれていたそうです。そこで、先生は生徒の問題を減らすために、①授業の改革　②花作り　③給食の改善　の3つの改革を行いました。

授業の改革としては、各教科の先生方と協力し、とにかく魅力的で生徒が関心を持つような授業にする工夫をしています。花作りは、荒れた学校に花が咲いていないことに着目し、心のゆとりやうるおいをもたらすように工夫されています。

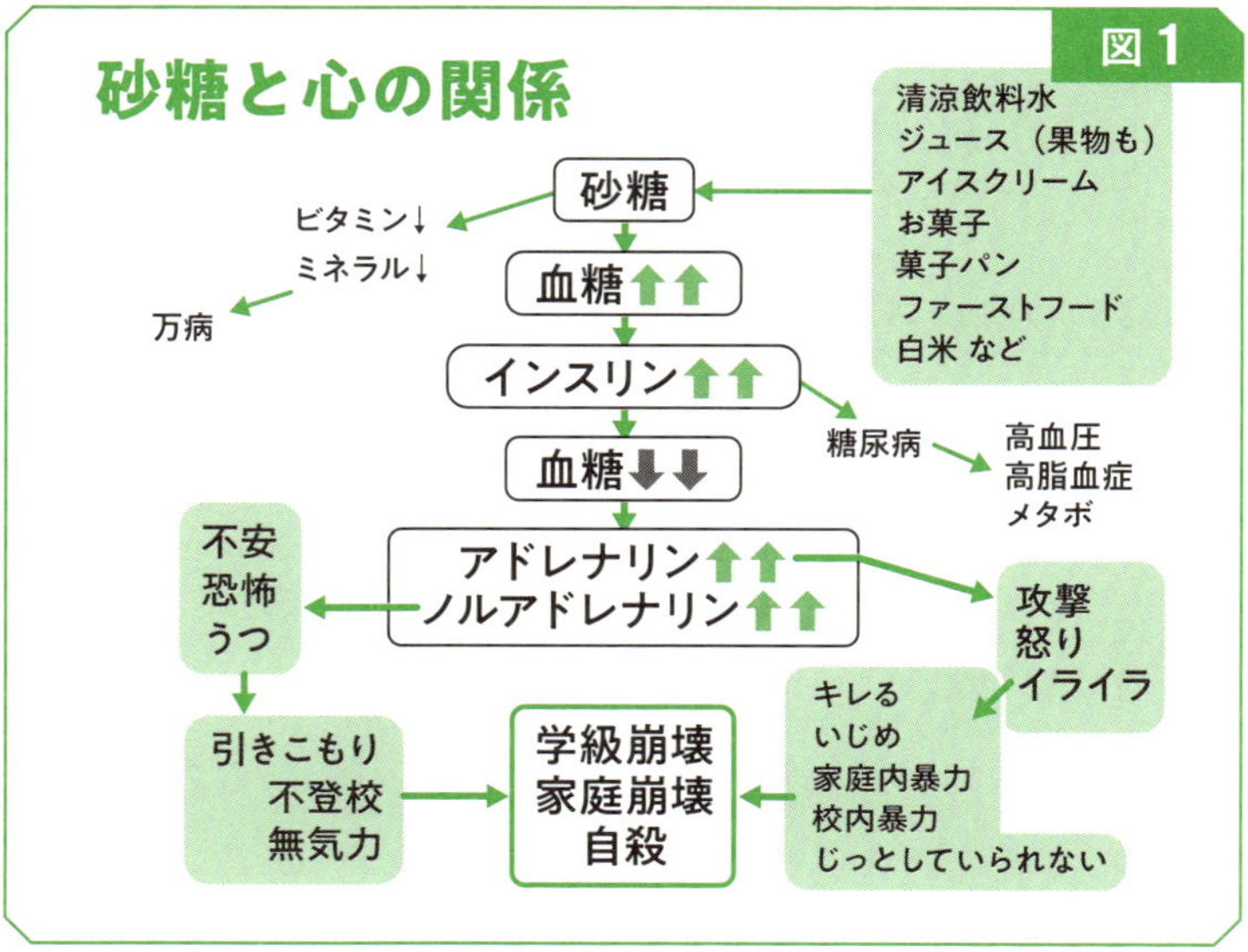

そして、最大の柱が給食の改革でした。先生は、荒れている子、たとえば、キレやすい、無気力である、非行をする、いじめをする、犯罪を犯す、タバコを吸うなどの行動がみられる子が食べているものを注意深く観察し、次のような特徴があることに気づきました。

・朝食をとらない
・洋食、とくにパン、肉類（ハム、ウインナー、焼き肉）、レトルトカレーが多い
・ジャンクフードが多い（コンビニ弁当、カップラーメン）
・その他以下のものを多くとっている——菓子パン、揚げパン、ジュース、清涼飲料水、添加物（化学調味料、保存料、防腐剤、軟化剤、発色剤）など

そして、まさに本書で述べたような食事法を給食に取り入れる実践をされています。具体的には、以下のような内容になっています。

・朝食を食べるように指導する
・食材は国産で、できるだけ地元のものを使用する（地産地消＝身土不二）
・オーガニックか自然農で作られた無農薬、低農薬の米、野菜（自然食）を使う
・和食を中心にして、基本はごはんで、一部に発芽玄米を導入する

・メインのおかずは魚で、肉類や乳製品を少なくする
・魚はイワシ、サンマの甘露煮やワカサギ、シシャモ、小魚（煮干し、キビナゴ）など丸ごと食べられる工夫をする（一物全体）

これにより、生徒に次のような大きな変化がみられました。

・読書をする生徒が増え、図書室にあふれ返るほどになり、本の紛失もほとんどなくなった
・非行による事件がほぼゼロになり、その後何年も継続している
・不登校が激減、いじめも激減
・生徒の学力が向上した
・アトピー症状が改善する生徒が見られた

給食は生徒の心身の健康だけでなく、素行や行動、性格、さらには成績にまで影響を及ぼしていることがわかります。そして、これらの取り組みが、一中学から町全体の改善へと進展し、一般の企業や他の市町村（福井県小浜市、静岡県三島市）も着目し始めてきています。

現在の学校給食は、文部科学省が出している平均所要栄養量の基準や衛生管理の基準は満たし

ているでしょう。しかしこれらの基準には疑問があります。一例を挙げますが、牛乳はほぼすべての給食に毎日出されています。牛乳は、戦後の食糧難により児童のほとんどが栄養不足の時にはとても重要な栄養源でしたが、現代においては必ずしも必要なものではないと私は考えています。

『病気にならない暮らし事典』にも書きましたが、牛乳の日常的な摂取は、多くの現代病との関連が明らかであり、腸内細菌の問題、環境の問題などのあらゆる側面から見ても不自然なものだからです。厚生労働省のカルシウムの摂取基準を満たすためには牛乳を給食に出さざるをえないのが現状ですが、この摂取基準の決め方自体に問題が指摘されているのです（『牛乳は子どもによくない』 佐藤章夫、ＰＨＰ新書）。

このように、現代の学校給食は大塚先生が導入された食事の考え方や、私が推奨している食事法とはかなり異なっていると思います。つまり現代の傾向としては、和食（ごはん、みそ汁、魚）よりも洋食（パン、牛乳、肉）、体に良いものよりも口当たりの良いもの、自然のものよりも加工品や添加物が多いものを選ぶことや、安全志向から過剰な抗菌対策をしていることなどがわかります。

そして外部委託の割合が急増していますので、ますます、安さや効率を重視し、添加物や加工品に頼る内容が増えていくと予想されます。

●子どもに牛乳を与えたくない場合

実際に、食や放射能について勉強された方で、学校給食に疑問を持ち、とくに毎日出される牛乳を止めたいと希望して私の診療所を受診し相談する人がとても多くなっています。このように希望されるご両親に対して私が伝えている考え方や対処法を示します。

まず、**給食は強制されるものではなく任意です。**つまり、給食を止めることを希望すれば止めることができます。牛乳も全く同じです。子どもの食の内容や健康を維持する主体はあくまでご両親などの保護者であり、給食や牛乳を強要する法律は一切ありません。

そして、給食や牛乳を止めさせるのに、アレルギーを証明する書類なども一切必要ありません。止めさせたい場合は学校長（あるいは園長）と保護者の間の個別の話し合いで決めて良いのです。

よく学校側からアレルギーの書類の提出を求められることがあります。もちろん子どもに食物アレルギーやアナフィラキシーショックの可能性がある場合は、書類を提出して特定の食材を除去するか、給食を止めてもらう必要があるでしょう。

しかし、アレルギーのない子に医師がアレルギーの書類を出すことはできませんし、出す必要もないのです。学校（校長）は、給食の中止を希望する保護者に書類の提出などを強要してはいけません。これは明らかに憲法の基本的人権の侵害に当たる行為になります。

また、給食は学校教育の一環として実施されており、学校給食法でも児童・生徒の「心身の健全な発達に資する」ことと「食育の推進を図る」ことを目的と定められています。そこで、教育の一環として、「皆と一緒のものを食べる」ことで、協調性を育んだり、いじめを防ぐという観点から給食を勧められることも多いようです。

しかし、**給食の本来の目的は子どもの心身の健康であり、集団行動を教えることではありません。**集団行動を教えるために食事を皆に合わせなさいと強要するのは、健康を守るという本来の目的を取り違えることになります。集団行動は給食以外の様々な場面でも教育できるはずです。

また、いじめにつながるから食事を皆に合わせなさいという指導ではなく、様々な違いがあってもいじめはいけないと指導するべきだと思います。つまり、選択の多様性を認めることを指導することこそが教育ではないでしょうか。

ただし、ご両親が子どもに与えたいと考える具体的な食事内容を学校側に細かく指定することは避けましょう。 現在でも食物アレルギーの子に対する除去食に対応している学校や園が多いのですが、給食を個人の希望に合わせて用意することは、とても大変で、学校側の負担が大きくなりすぎるからです。現時点では、お子さんに希望する食事法がある場合は、昼食はお弁当を持たせるなど各家庭での対応が必要でしょう。

一方、子ども自身が「皆と同じものを食べたい」と希望することもあるかと思います。その際は、子どもの想いを優先することも必要になってくるでしょう。そして、「皆と同じ食事を楽しみたい」という子どもの心をしっかり受け止めながらも、家庭では、「体と心、両方が喜ぶ食事」を日々伝え続けていってください。私たち大人も、大きくなってから懐かしく思い出すのは、やはり家庭の母の味です。心が伴い、自信を持って実践を積み重ねれば、きっと子どもに良い影響を与えられるでしょう。

いずれにしても、これだけアレルギーの増加や食品の安全性が問われる時代、学校給食が大きく見直される日が早急に来ることを心から願います。

食が細い子・食べすぎる子の対応

食が細い、あるいは食べすぎるなど、子どもの食に関して悩みを抱えるご両親や保護者の方が多いようです。むしろ「ちょうどよい」と感じている親御さんの方が少ないかもしれません。食事に限りませんが、今の親は、子どもがある一定範囲内に入っていないと問題があるように感じるようですが、病気のサインとしての症状を見落とさなければそれほど神経質にならなくても大丈夫でしょう。

見落としてはいけない注意すべき症状は次の2点です。

まずは、子どもの成長や発達に問題がある場合です。子どもの身長や体重など体が大きくなることを「成長」、運動や知能など神経の成長を「発達」と言います（「身長、発育曲線の見方・考え方」P.173参照）。

次に注意すべきなのは、普段の食べ方と比べて、急に食べなくなる、あるいは食べすぎるような時です。この場合は、背景にある心身の病気の症状として現れている可能性がありますので、子どもの状態をよく観察して原因を考える必要があるでしょう。子どもの食欲は心の状態など精神的なものにも大きく左右されますので、メンタルのケアにも気を配りましょう。いずれにしても、食の急な変化の時には注意が必要です。

ここからは、普段からあまり食事をとらない、あるいは、食べすぎる子についての考え方を示します。いずれの場合も、〇〇しなければならないという考えを止め、楽しく食事する方法を考えましょう。そもそも子どもの食事の量に決まったものはなく、個人差やご両親の影響がとても大きいのです。

●あまり食べない子には

まずは、食の細い子についてです。食が細くなる原因にはいくつかあると思います。体質的なものとしては、

① 代謝の効率が良く、食べなくても平気

② 好き嫌いが多く、偏食で同じものしか食べない、あるいは食べず嫌い

③味の好みが親と異なる（たとえば濃い味付けが好き）
④数口食べると満足し、食べなくなる
⑤だらだらと時間がかかって食べない

などがありますが、これらは食事内容が偏りすぎないことだけを心がけましょう。食欲が安定してくるまで、気長に子どもが食べやすい調理方法を工夫しましょう。

また、子どもには食欲の波があります。1回量で「食べなかった」と一喜一憂するのではなく、1日・1週間単位で大体の量が食べられていれば大丈夫と、長い目でとらえることも大切です。

他にも、

⑥運動不足
⑦おやつのとりすぎ
⑧食以外のテレビやゲーム、遊びに関心が強く食べない
⑨疲れすぎて眠ってしまう

などの原因があります。これらは、規則正しいメリハリのある生活を心がけ、生活のリズムを取り戻していくことが最も大切です。昼間は積極的に外で遊んだり、運動したりしましょう。子どもは日々のリズムで様々な習慣を体得していきます。親が中心となって日常を整えながら、長

い目でつき合っていきましょう。

子どもの食が細い時は、親としてはどうしても食べさせたい気持ちが生まれてくるのですが、強制すると逆効果です。まずは、**怒らない、せかさない、マナーを強要しない、他の子と比較しないなどの心構えが大切です。食事を食べさせられること自体がストレスになっている場合があるからです。**

また、食事はなるべく家族全員で一緒に楽しく食べるようにします。皆で同じ時間に同じ食事をとることはおいしい・楽しい気持ちを増幅させますし、不思議と一体感が生まれ、絆も深まっていくのです。そして、何といっても、お母さんの愛情をかけ手作りするのが一番でしょう。


わが家では、野菜などを一緒に作ったり、一緒に料理したりして、食への関心を高める工夫をしています。子どもも、畑できゅうりやトマトをもいでもりもり食べます。またともに収穫し、自分でとった野菜が食卓に上がるととても嬉しそうに食べてくれます。この姿を見ていると、まさに、心のあり方が食べ方に影響することに気づかされます。

また、○○さんの育てた野菜だよ、と言うと苦手なものでも興味を持って食べようとしています。親としては、このような日々から、命をいただいているという感謝の心が伝わっていくと嬉しいな、と思います。

●食べすぎる子には

次に、子どもが食べすぎる場合についてです。食が細いことと同じく病気ではないので、あまり心配する必要はありませんが、全体の10人に1人くらいの子に肥満を認める時代です。とくに幼児期以降の肥満は、その後のあらゆる生活習慣病のリスクになるため注意が必要です。

子どもは親の姿をまねるものですので、ご両親自体が食べすぎで肥満の傾向があるなら、一緒に改善する必要があります。食は食べものの命をいただくことですから、食べすぎの生活を続けることは、地球の生命全体に負荷をかけることになります。子どもにも、わかる言葉で説明していくことが大切です。節度をもっていただく心を伝えましょう。

昼間の活動がとても多い子や代謝が早い子の場合は、使ったエネルギーに相当する量を食べているだけですから、お菓子ではなくごはんを中心に食べているのであれば問題ありません。

寂しさや心配事のストレスのはけ口が食べすぎるという症状として現れることがあります。食欲は欲求の一つですので、食べていると、とりあえず満たされた気持ちになるからです。

普段から子どもをよく見て、どういう時にどのようなサインが出るのかを日々気にしながら生活しましょう。子どもが求めている時を察して気持ちを受け止めるなど、スキンシップをとり、心のストレスに対するサインを見逃さないようにしましょう。

他にできる対策として以下のものがあります。

①「いただきます」「ごちそうさまでした」を皆で行い、メリハリをつけ、だらだら食べない
②自分の食べる量以上とらないようにする
③おかずの種類や量、盛り付けなど、少量でも満足感が出るように工夫する
④献立はお母さんが決める（基本的に子どもには決めさせない）

身につける物にも、食べ物と同じくらいこだわろう

生活の基本は衣食住ですが、衣服について、食べるものと同じようにこだわっている方は少ないのではないでしょうか？　わが家では、服はたくさんのものを用意するよりも、気に入った質の良いものを厳選するようにしています。とくに、肌着は直接肌に当たりますので素材から良いものにこだわりたいですね。大人も子どもも基本的には同様の基準で選んでいます。

皮膚は吸収器官であり、排泄器官であり、最近では脳、腸に続いて「第三の脳」とまで言われるようになってきた重要な役割を担っています。

では、どのような服を選ぶかについてです。素材は石油由来の化学繊維のものよりも、綿、絹、麻、竹などの天然素材のものが良いでしょう。遺伝子組み換えでなく、化学肥料や農薬も使わないで育てた野菜を有機（オーガニック）野菜と言いますが、綿にも有機農法により栽培・収穫・加工されたものがあります。これをオーガニックコットンと言います。

通常の綿は、食物ではないという理由から、野菜などよりはるかに大量の農薬が使われていま

す。そして、効率良く収穫するために枯れ葉剤が使用されているのです。さらに、最近では遺伝子組み換え綿の栽培も増えてきています（綿の最大の産地であるインドでは90％以上がすでに遺伝子組み換え綿になっています）。これらを使わないオーガニックコットンは、綿の総生産量の1％にも満たないほど貴重な綿です。

せっかくオーガニックで栽培された貴重な綿ですので、人工的な染色もほとんどなされないものが多く、シンプルな色合いのものが主になります。魅力的なデザインの色の服もたくさん売られていますが、自然に近いシンプルな素材の服も、その子らしい雰囲気を引き出してくれ、飽きがきません。

自然素材の服を選択する

麻の素材の服が増えてきましたが、これも海外のものがほとんどです。現在、日本で麻を栽培するには、特別な許可が必要です。

麻（日本では大麻をさします）は、人類の文化発生とともに栽培されてきたものと考えられており、敗戦によって規制されるまでは、日本の主要農産物の一つとして日本各地のいたるところで栽培・活用されてきました。環境面では土壌の汚れを取り去る役割もあり、石油と森林資源を代替する可能性のある資源と言われています。食料と同様に着るものも輸入に頼っている状態は明らかに不自然であり、服としても利用できる麻をどうしていくかは今後の課題でしょう。

竹を素材にした竹布《たけふ》というものも見かけるようになってきましたが、一般にはあまり流通していません。田舎では竹林の処理に困っているところもたくさんありますので、積極的な活用を考えていいと思います。現在は一般に高価ですが、肌触りもとても良く、このような自然の素材のものが増えることが望ましいと考えています。

自然素材の衣服の販売が少なく、一般に高価なのは、選択する人が少ないためです。多くの人が求めると、生産する人や流通量が増え、手に入りやすい価格になってくるでしょう。「買い物は投票」と言われるように、生産者を応援していくことも重要なことだと思います。

できる範囲で布おむつを楽しんでみる

トイレトレーニングを始めておむつが取れる時期にも個人差がありますが、一般的には3歳までに約7割、4歳までにほぼ全員のおむつが外れるようです。

この時期までおむつが必要になりますが、現代では布おむつが使われることは少なくなり、圧倒的に紙おむつを使う家庭が多いと思います。紙おむつは、使い捨てであるために便利で清潔です。最近の紙おむつはおしっこの吸収も良く、何回も替えなくても、おしりがさらさらの状態をかなりの時間キープできるものも多くなってきています。

おむつは、子どもの肌に直接当たりますのでオーガニックコットンの布おむつを購入するとして、はじめはそれなりの手間と費用がかかるように感じます。洗い替えに枚数も必要になりますし、毎日の洗濯にかかる洗剤・水もこれまで以上に使用することになります。それでも、実際わが家で試してみましたが、紙おむつより布おむつを使用した方が月3000～4000円ほど経済的であることがわかりました（初期経費や水道・洗剤・布代なども含めて）。家にいる時は布おむつとおむつなし（おむつの外で排泄させること）を併用しています。

費用の面だけではなく、いくつかの理由で私は布おむつをお勧めします。最大の理由は紙おむつに含まれると考えられる経皮《けいひ》毒《どく》です。経皮毒とは、皮膚から吸収されると考えられる有害な化学物質およびその作用のことです。**直接接触する性器は、全身の皮膚の中でも最も経皮毒を吸収する場所と考えられています（腕の内側の約40倍）**。また、紙おむつのゴミの量は相当なものになります。人体だけではなく、環境に対する影響も考えなければなりません。

●排泄を通して子どもとのコミュニケーションが密になる

よく観察していると、子どものおしっこ・うんちの時の反応は明確です。それにすぐに応えてあげられると、とても機嫌良く過ごしてくれます。

また、そういう視点で子どもと接していると、おしっこやうんちが出る前、おしっこがしたくて膀胱にたまっている状態、うんちがしたくてお腹が気持ち悪い時にむずかることがわかります。そのタイミングでおまるなどに座らせると排泄することが多いのです。そして、**子どもは、不快の状態から快の状態になり満たされ、「すっきりしたよ」という反応を示します。**

このように、子どもの排泄に目を向ける関わりによって、親御さんは子どもをよく観察する目が養われます。これは、トイレトレーニングとは違います。三砂ちづるさんの『五感を育てるおむつなし育児』（主婦の友社）には、「人間にとっての重要な営みである排泄をできるだけ気持ちよく行えるようにと、幼い人に心を寄せること」と書かれています。

うんちやおしっこをして不快だけれどお母さんが常に欲求に寄り添って満たしてくれる、気持ちがいいという繰り返しのリズムは赤ちゃんの五感を育むでしょう。そして、排泄を通じて子どもとのコミュニケーションが密になり、赤ちゃんとの絆がより深まっていくのではないでしょうか。

ぜひ、ご自身のできる範囲で布おむつやおむつなしを楽しんでみてください。工夫次第で、案外手間はかからないものです。

たとえ忙しくとも、子どものためにできる限りの手間ひまをかけることは、必ず将来の子どもの心の糧となっていくでしょう。小さなことからでも、なるべく体にも環境にも優しい生活を積み重ねていくことが、自然に沿った生活になります。

衣服を自分で作ってみよう

現代の日本では衣服が山のようにあふれており、ほとんど着ないものまで含めると一人でとてもたくさんの衣服を持つのが当たり前になっています。子ども服でも安いものからブランド品の高価なものまで様々な衣服が手に入ります。安いものではほぼ使い捨て感覚で着る人も増えてきたと言います。気に入った服を楽しむのはいいことだと思いますが、こんなにたくさんの服が本当に必要なのでしょうか？

日本の食料自給率は40％を切っています。これは先進国と言われる国の中では極端に低い数字です。では、衣服に使う繊維の自給率をご存じでしょうか？　なんと**日本の繊維の自給率は限りなくゼロに近い**のです。現代の衣服の多くは石油が原料の化学繊維です（日本ではほとんど石油がとれません）。さらに、綿、麻、絹、毛などの天然繊維でも、最も自給率が高いとされている絹ですら、原料となる繭の自給率は1％以下という状態です。

つまり現状は、こんなにもあふれ返っている服のほとんどすべてを輸入に頼っている（開発途上国などに、環境面を含めて多くの負担をかけている）不自然な状態なのです。

現代は、縫い物をしない人が多くなってきました。ボタンが外れたら簡単に捨ててしまう人もいるそうです。これは大変問題だと感じています。私は以前、実験的に綿を栽培し、糸にし、織る体験をしてみたことがありました。それは、農作物を生産すること以上に気の遠くなるくらい手間のかかることだとわかりました。そのように大変な思いをして生産している方々が世界のどこかにいる、ということをぜひ心にとめていただきたいと思います。

●子どもに縫い物の技術を伝えよう

このように問題は山積みなのですが、まずは**布を大切に使い切る**ことを実践してみてください。子どもには、穴が空いたところを繕い、汚れたところは丁寧に洗う母の姿を見せてほしいと思います。加えてお子さんには、ぜひお手伝いの際にでも、自分のものは自分で洗わせたり、縫い物の技術を伝えたりしてほしいと思います。食だけでなく、衣に関しても、自分でできる部分は責任を持って自分で扱うことを伝えてください。

さらに、着なくなった大人の服を子ども服や小物などに作り替えてみたり、ボロ布にして使い切ることも、楽しみながらできますので、ぜひ実践してみてほしいと思います。

日本で伝えられてきた和裁の技術には様々な知恵が凝縮されています。1反の布を切らない、ハギレを出さない技術、和の装い、修繕することなど、日本人がいかに布を大切に扱ってきたかがよくわかります。わが家でも、毎年1反のさらしから、好きな色に染めて子どもの甚平を作るのが楽しみになっています。和装に触れる機会をできるだけ作っています。そういったことが、ものを作るという喜びを感じ、ものを大切にするという感覚が生まれ、ものができることの大変さを実感できる……など様々なことを理解することにもつながると思うのです。

●草木染め、藍染めなど自然で優しいものを

自然素材の服を選ぶ人たちは、普段から環境や健康に気を使う方が多いため、染色に関しても人工的な染料のものを避ける傾向があります。そのため、衣服の色もシンプルで優しい色合いのものが多くなります。

たとえばオーガニックコットンでは、綿自体の色が白い色（西洋綿）か薄い茶色（和綿）の2色しかありませんので、できあがる服の色もこの2色をベースにしたものがほとんどです。

これらの自然の色を使った服を、私はとても気に入っています。様々な色の服を楽しみたい時

はぜひ自分で草木染めをしてみることをお勧めします。色あせてしまったものも草木染めで蘇るので、とても楽しい作業です。季節の野草、葉っぱ、花、野菜の皮、木の枝など実に様々なもので染色することができますし、カラーのバリエーションもびっくりするほどたくさんあります。ちょっとした染め方の違いで完成品の色も大きく異なり、奥が深くいろいろと楽しめますし、子どもと作業を楽しめます。簡単な作業なら家庭のキッチンでもできます。鍋に好きな草木を煮出した液に布を浸し、媒染液《ばいせん》（ミョウバンなど。色素を定着させる）につけるのです。

家庭レベルで楽しむには、子どもたちの着るものや手ぬぐいやハンカチなど、身の回りの小物から染めてみると良いかもしれません。何より健康にも環境にも優しいことになります。

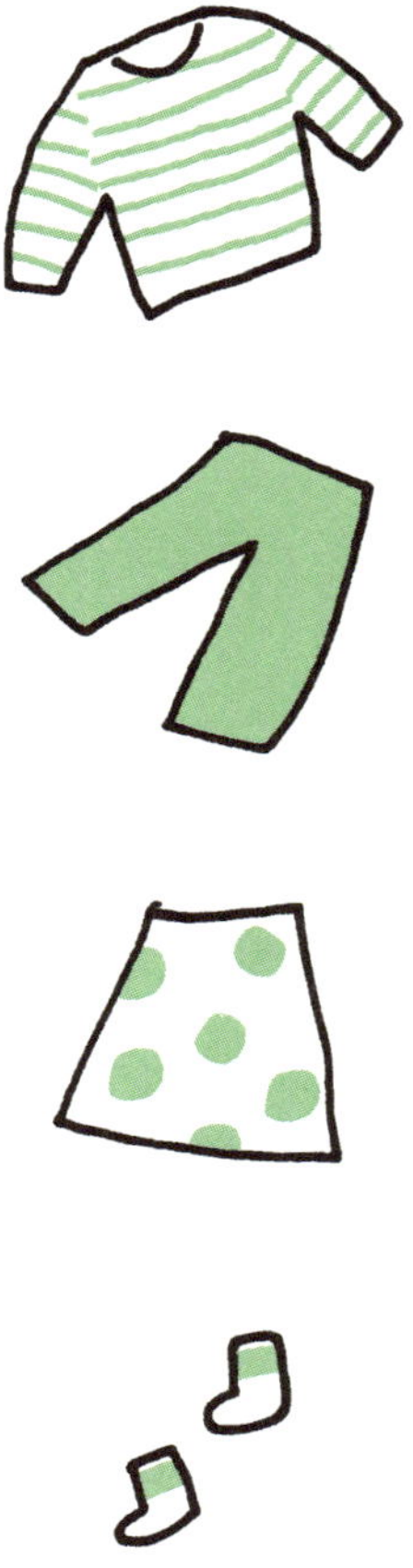

人工的なものに囲まれていると、体は無意識に疲れていく

自然に沿った生活をすると病気になりにくく、健康に生活することができます。人の体は食べたものを中心に、飲んだり、吸ったり、触れたりして体に取り込まれるものでできていますので、これらをなるべく自然なものにし、できるだけ人工的な化学物質をとらないことが健康にとって大切です。

さらに、実は人工的なものによる心身への影響は、これらの直接体内に入れるもの以外の、いわゆる五感などの感覚を通して得られる刺激のすべてが関係しています。五感とは視覚、聴覚、味覚、嗅覚、触覚のことを言いますが、感覚にはその他にも平行覚、振動覚など様々なものがあり、現在では20にも及ぶとされています。これらの**すべての感覚から得られる情報は、意識していることも意識していないことも常に私たちの心身に影響を及ぼしています。**

つまり、目に見える風景や形や色や光、聞こえてくる音や音楽、舌を刺激する味、身の回りの匂い、肌触りなど、自然なものと人工的なものでは私たちが受ける影響が違ってくるのです。

もちろん人工的なもののすべてに害があるわけではありませんし、人工的なものや刺激の中に

は生活を楽しく、豊かに演出してくれるものもたくさんあるでしょう。

しかし、本来の自然には、直線やきれいなカーブの曲線、原色に近い色、人工的な爆音や騒音、人工的な肌触りのもの、夜の明るい照明のようなものはありません。人工的なものばかりに囲まれていると、体には無意識にも違和感が蓄積していきます。

森林浴や登山、キャンプなどで自然の色や音、匂いに触れ、心身がリフレッシュすることは誰でも経験があると思います。人も本来は大自然の一部であり、自然なものに囲まれて生活することにより自然のリズムに合わせて調節され、心身の状態を安定させ、健康に生きることができるのです。自然素材のものやアンティークのものの色や匂い、肌触りは心身をリラックスさせ、情緒的な安心感、安定感をもたらします。

都会で暮らす場合の工夫

住環境も、可能な限り自然に沿ったものを選択できれば良いのです。古民家的な木造で茅葺《かやぶ》き、密閉度が高くなく、背丈の低いのが理想で自然に近いのですが、とくに最近の都会は逆の状態になっています。土が全くなく、アスファルトとコンクリートのみで、高層のマンションやアパートが増えています。ドアや窓も完全密閉でエアコン完備が当たり前ですね。

安全面の問題などもあり、都会では致し方ない部分もありますが、心身の健康のために、都会であってもなるべく自然に近づける工夫はたくさんできると思います。いくつか具体的な例を挙げてみます。

マンションはできるだけ低い階を選びます。はっきりとした病名ではありませんが、高層マンション症候群というものがあります。高層階での生活は様々な健康障害（めまい、頭痛、関節痛、うつ症状、発達の遅れ、流産率の増加）との関連が指摘されています。理由ははっきりしませんが、上に行けば行くほど、気圧が下がる、地上との温度差ができる、建物自体がわずかに揺れる、微生物が多い空間から離れるなどの影響と考えられています。

また、ペットが飼えるマンションの方が動物と触れ合う機会が増えます。

室内の装飾も木、竹、麻など自然素材のものを取り入れましょう。

床は、できれば木のフローリングか、和室で畳のある部屋があるといいですね。

室内には観葉植物などをできるだけたくさん用意しましょう。

空調は肌の調節機能を狂わせますし、室内の微生物を排除します。夏の暑い日や冬の寒い日に使うことは問題ありませんが、換気をしたり、使いすぎないようにするなど工夫しましょう。

できるだけ抗菌グッズを使わない生活をします。目に見えなくとも、微生物とは肌に直接、あるいは呼吸などで触れ合っています。住環境を汚くすることが良いことではありません。常識的な手洗い、入浴は何の問題もありません。必要以上の滅菌・抗菌が良くなく、不要の化学物質が増える機会も多くなるということです。

天然酵母のパンや調味料を自作し、ぬか床を毎日かき混ぜると家の中にいい菌が増えます。その他、梅干しやみそなどの保存食作りなど、ぜひともそれぞれの家庭でやってもらいたいですね。子どもと一緒に作業すると楽しいです。

子どもたちと一緒に農や園芸をしてみます。庭があれば家庭菜園をするのが理想ですが、なくてもベランダ菜園などにチャレンジしてみましょう。最近では都会でも、家庭菜園用のレンタル畑が増えてきました。土に全く触れられないような環境なら、近くにないか探してみましょう。

照明は朝と昼のメリハリをつける

都会では24時間明るい状態も珍しくありませんが、昼は明るく、夜は暗いのが人の体にリズムを作っていきます。夜間は間接照明で工夫したり、暗めにする、静かな環境にするように昼と夜のメリハリをつけます。テレビ、スマートフォン、ゲーム、パソコンなどは、使う時間帯などを家族で決めましょう。

家電製品の多くは電磁波を発生します。最低限の使用にし、夜間はコンセントを抜くなどの対策をします。

わが家はテレビを見ることが少ないのですが、テレビを見ない分、家族の会話が増えますし、本を読む時間や外に出て作業する時間が増えました。もちろん、携帯電話やインターネットなども大切なツールであると考えていますが、これらのものを見直して思い切って整理してみると、かえって生活がすっきりすることもあります。

第2章 毎日の生活

早寝早起きが一番の健康法

本来の自然に沿った生活では、人は、朝に明るくなったら起き、夜に暗くなったら寝るという単純なものでした。近代に入ってからも明かりとなる燃料は貴重でしたので、夜に活動することはごく最近になってからの生活パターンであると言えるでしょう。

現代では電気が際限なく使用され、24時間明るい場所もとくに都会ではたくさんあります。それに伴い、現代人は夜に活動する時間がとても長くなっています。

人の体には、周囲の環境の状態が変化しても体の状態を一定の範囲内に自動的に保つ仕組みが備わっており、これを**ホメオスタシス**といいます。ホメオスタシスには主に自律神経系、内分泌（ホルモン）系、免疫系の3つの系があり、これらは独立した系でありながらも互いに連携して働いています。

これらの系は私たちの意思とは関係なく、たとえ寝ている間であっても自動的に24時間休みなく体内の状態を整えてくれています。つまり、自然に沿って動いているのです。いずれもが1日の間でも強い・弱いという波のようなリズムを作って動いており、自然のリズムに合わせて動くことで最もスムーズに機能するようになっています。

このリズムを作り出す最も重要なものは、睡眠と覚醒のリズムです。ですから、本来は寝る時間と起きる時間を自然のリズム（明るくなったら起き、暗くなったら寝る）に合わせるのが最も良いのです。

しかし、現代社会でこれを行うことは困難というより不可能でしょう。時代に合った生活の仕方というものがありますので、現代社会で生活するためには柔軟な対応も必要になります。

ただし、**大人でも最低限、太陽が地球の裏側にあり、本来は真っ暗になる時間帯である22時から翌日の2時までの間は睡眠をとれるように工夫をしましょう。**この時間に活動すること、とくに、パソコンやスマートフォンを含む強い光を見ることは、自律神経や免疫系を含めて、体に強い負担を与えることになります。

●メリハリのある生活が病気の予防になる

大人でも自然のリズムに合わせるのがとても困難な現代ですので、せめて子どもだけでも、あるいは大人でも休日くらいは、なるべく自然に近づける努力が必要です。

まずは、早寝早起きが何よりの健康につながります。とくに起床の時間はとても大切で、1日のリズムは朝起きて目に光が入ることによりリセット（リズムが開始）される仕組みがあります。起きる時間がまちまちになると、いつまでたってもリズムができずに、日常生活のすべてに影響が出るのです。

起きる時間は、本来は日の出の少し前が良く、薄明るいくらいの時に起き、朝日を浴びるのがとても健康に良いのです。日の出や日の入りの時間も季節により変化しますので、それに合わせるのがより自然なリズムになります。

最近では、皮膚にも光を感じるセンサーのようなものがあるのではと考えられるようになってきました。光や色を感じる細胞に欠かせないオプシンというタンパク質が皮膚でも合成されていることがわかってきたのです。朝はできるだけ外に出て、目だけでなく全身で日の光を浴び、自然に触れ合うようにしましょう。日焼けが気になる方は、衣服や帽子などでガードしても効果があります。

その他の日常生活、たとえば食事、運動、排泄、遊びや勉強の時間も、可能な限り毎日同じ時間にする方がリズムは整いやすいのです。しかし、すべての活動を毎日同じように繰り返すのは無理ですので、朝の日課を決めるだけでも健康にいい効果が期待できます。

たとえば、起きたら、全身の伸びをして、トイレに行き、洗顔し、着替えます。外に出て日の光を浴び、ベランダや庭の野菜や花を見回ったり、軽い運動をしたりします。室内に戻り、朝食をいただいてから仕事や学校に出かける……などの決まりを作るのです。ある程度大きくなった子どもであれば、そこにお手伝いも入れるとなお良いでしょう。

そして、もう一つ大切なのは寝る時間です。現代人は、寝る時間がとても遅くなっています。**夜は休息であり、体を自己修復する浄化の時間です。**寝ることが健康の維持にとても重要な働きをします。

大人もそうですが、子どもたちには十分な睡眠が必要不可欠です。加えて、**3歳くらいまでの子どもであれば、午後のお昼寝で体を休ませてあげる習慣も大切です。**昔から言われているように「寝る子は育つ」のです。

昼間はできるだけ活動し、夜はたっぷりの睡眠をとるといったメリハリのある生活が、ホメオスタシスという体の調節機能を整え、あらゆる病気の予防につながるのです。

普通に外で遊ぶことにはメリットがたくさんある

日本の子どもの体力の低下が問題になっています。文部科学省が行う「体力・運動能力調査」を見ると、1985年（昭和60年）頃を境に子どもたちの運動能力は低下する一方で、とくに小学校高学年における「50メートル走」や「ソフトボール投げ」の結果は著しく低下しています。

勉強に関しても同じなのですが、運動しない子はほとんどしない、する子はやりすぎる傾向があり、する子としない子の二極化が進んでいるという問題もあります。部活動など運動する子どもの体力、運動能力は伸びていますが、日本の子ども全体では体力の低下が顕著になっているのです。

子どもたちの運動能力が低下している最大の原因は、外で遊ばなくなったことです。一昔前までは、子どもは外で遊ぶものでした。それ以外にすることがほとんどなかったのです。最近の子どもたちが外で遊ばなくなったのには他にもたくさんの理由があります。

まずは、外で遊ぶ以外にかける時間が増えたことが挙げられます。家庭内でのテレビゲームのみならず、家の外ですら、体を使わずにゲームやスマートフォンの画面を見てばかりいる子どもも珍しくなくなってきました。塾や室内で夜遅くまで習い事をしている子もたくさんいます。

遊ぶ場所がないことも、とくに都会では深刻な問題です。スポーツなどを行ういわゆる運動施設は整備されていることが多いのですが、身近で遊べる公園や空き地がどんどん少なくなっています。

子どもの数が減り、一緒に遊ぶきょうだいや友達がいないということもあります。いても年齢が異なり、やりたいことが違ったり、塾や習い事で自由な時間がなく、友達と時間が合わないこともあります。

さらに、安全面での問題もあります。子どもが犯罪に巻き込まれる事件の報道が増えましたし、けがや熱中症だけでなく、蚊に刺されることまで気にするご両親もいます。公園でさえも安全面からジャングルジムが撤去されたり、ボール投げが禁止になったり、さらには大声禁止のところまで出てきました。

事件や事故を恐れるあまりに危険をすべて取り除いてしまうのは、安全性は高まるかもしれませんが、遊びの魅力はなくなってしまいます。親は、子どもたちの安全に対して最大限の配慮をしながらも、子どもたちが自ら対処する能力を育てることも大切だと思います。

●外で体を動かす利点

遊び以外の運動にも関連しますが、子どもが外で体を使って遊ぶことには実に様々な良い面があります。

①基本動作の習得が早くなり、生涯にわたり持続する

子どもの頃に覚えた動作は一生忘れません。基本的な運動能力の獲得は早い方が良く、できるだけ小さい時からたくさんの体を使った外遊びをさせましょう。

②体力が向上する

運動することにより、心肺機能が高まり、基礎体力が向上します。基礎体力には、筋力、持久力、瞬発力、柔軟性などがありますが、そのいずれもが外遊びや運動を通して良くなります。

③運動能力が向上する

基礎体力が向上することにより、様々な体機能の組み合わせによる総合的な運動能力、たとえば、蹴る、跳ぶ、泳ぐ、投げる、打つなどの能力が上がります。バランス感覚が良くなり危機回避もスムーズに行うことができるようになります。

④免疫力が向上する

子どもたちの健康の維持や病気に対する抵抗力である免疫力を高めるためには、外での運動が欠かせません。外で遊ぶことにより免疫力が上がる理由にはいくつものことが考えられます。筋肉がつき、体温が上がり、発汗機能が高まる。日光にあたることにより、骨や様々な健康を保つのに重要なビタミンDが産生されたり、皮膚の抵抗力が高くなる。呼吸が深くなるため酸素をたくさん取り込める。微生物に触れる機会が多くなり体のあらゆる機能が向上する。夜の睡眠の質が良くなる、などです。

実際に、外で遊ぶ子どもたちは、かぜをひきにくくなったり、ひいても自らの力で乗り越えることができる、骨が丈夫になる、皮膚が丈夫になるなどの傾向があります。

⑤五感が発達する

室内と違い、外に出るだけで実にたくさんの刺激が入ってきますから、子どもの五感を発達させます。この五感を通じた刺激、とくに自然界が作り出すあらゆるものを感じることが大切で、この感覚はゲームでは味わえないまさにリアルな体験なのです。リアルな体験を通してこそ自然に沿って生きる知恵が身につくのです。

⑥学習能力が上がる

外遊びが多い子どもほど、実は学習能力も高くなります。人らしく生きるための思考や創造力を担っている脳の司令塔である前頭葉が活性化し、情緒が安定し、集中力や創造力、粘り強さなどが身につくのです。さらに、遊ぶことで、イメージする力や計算する能力も高くなります。

⑦心の成長にも関係する

他の子と一緒に遊ぶためには、はじめにコミュニケーションをとる必要があります。

3歳くらいから、集団での遊びに興味を持ち出したら、積極的にお友達と遊ぶ機会を持ちましょう。たくさんの友達と一緒に遊べば遊ぶほど、子どもは自然と将来必要な社会性も身につけていきます。遊びのルールを知り、時には我慢や忍耐を通じて思いやりや譲り合い、皆で協力することを学ぶのです。

さらには、達成感や連帯感、創造性などを育み、いじめを予防したり、社会での適応能力を高めます。遊びの中には、心の成長に大切な多くのものが詰まっているのです。

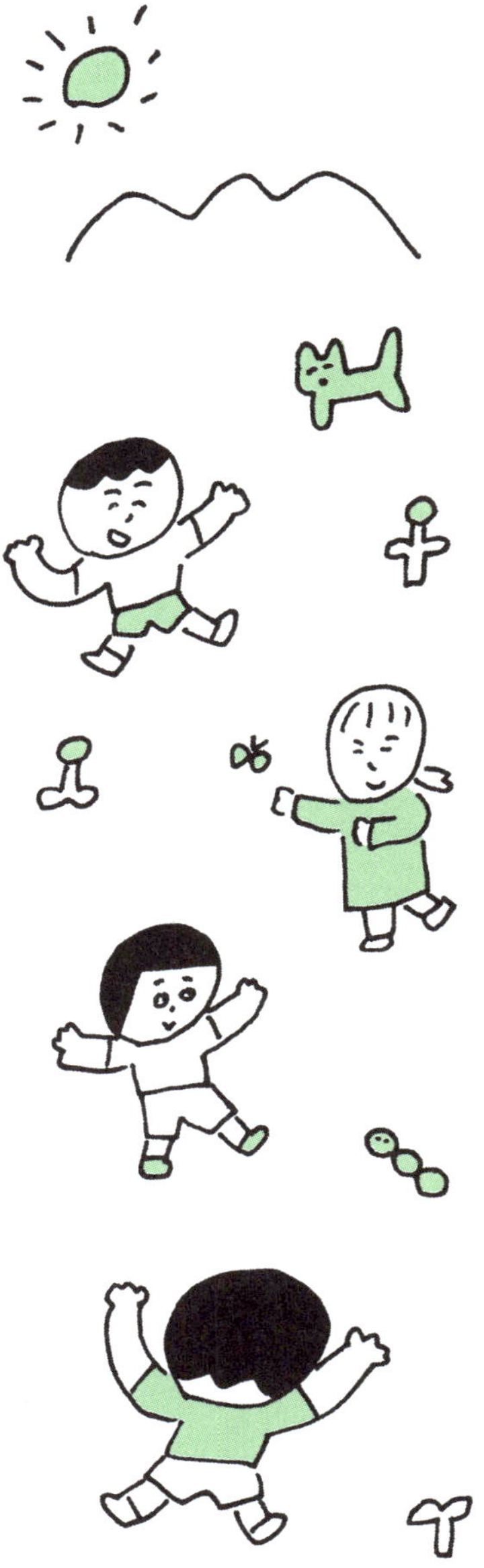

土いじりをして微生物と触れ合おう

さらに、外で遊ぶことのメリットの一つとして、様々な微生物と触れ合うことがあります。微生物と触れ合うことは何となく不潔なことであるという印象を受けるでしょうか？

テレビや新聞、雑誌などでは、細菌はなるべく排除して、あたかも菌を一匹もいなくすることが清潔で現代的であり健康にも良いという考え方がまかり通っています。しかし、そのようなことは全くなく、逆に**清潔にしすぎることこそが、現代の病気を増やしている最大の原因**なのです。

地球上は、溶岩が吹き出しているような特殊な場所を除いて、海の中から成層圏に至るまで細菌などの様々な微生物で覆い尽くされています。有機物（主に生物）を分解して無機物（土、空気、水など）に戻すのが微生物の役割の一つです。

しかし、分解はやみくもに行われるわけではなく、死んだものや病気のものなど、この世界に不要なものや役に立たなくなったものが優先されます。ですから、これらの微生物の中で人に害をなすもの、いわゆる病原体はほとんどありません。

私たち人も、皮膚、口の中、腸内、膣内など外界に接するすべての部分は、おびただしい数の微生物に覆われています。これらの微生物は有害であるどころか、健康にとってなくてはならない存在です。免疫系をはじめとした私たちの体が正常に機能するためには、これらの微生物と常に接触していることが大切なのです。

微生物とのコミュニケーションを失うと、私たちは自分の体をコントロールできなくなります。その結果として様々な病気や障害（いわゆる現代病でアレルギー、自己免疫疾患、がん、生活習慣病、自閉症を含めた発達障害など）が急増しているのです（「アレルギーの原因は『腸内細菌』にある」P.196、および前著『病気にならない暮らし事典』参照）。

現代生活に見られるように、菌を排除しすぎている状態の方がはるかに異常な状態です。とくに腸内細菌のダメージには深刻なものがあります。原因は、抗生剤の使いすぎ、うがい薬の使用、食生活の問題（食品添加物、加工食品、冷たいもの、極端なダイエットなどの健康法）、様々な抗菌グッズなどです。腸および腸内細菌の状態が人の健康にとって最も大切なことを忘れないでいたいものです。

健康を考える時は医、食、農、微生物のすべてが大切で、皆つながっています。可能な限り生活のすべての面で不自然なものを使わないことを心掛けましょう。

環境に対する配慮は未来の子孫たちにも影響します。土の中は人の腸内細菌以上に微生物が豊富です。失われてしまった腸内細菌などの常在菌を豊かにするためにも最適なのが、農作業などで微生物と触れ合うことです。

微生物が豊富とは言っても、なるべく良い菌と触れ合う必要がありますね。ですから、化学肥料や農薬、除草剤などの不自然な化学物質などで土（であり、その中の微生物）を傷つけない農法なども大切になってきます。

農作業も子どもたちと一緒にすれば楽しさ倍増で、健康面でも運動になる、日光を浴びる、何より心の成長につながるなど様々なメリットがあるのです。家庭菜園を子どもに手伝ってもらったり、庭の土いじりをしてもらうのも良いでしょう。

とくに都会は、どこもコンクリートとアスファルトだけになり、土と触れ合う機会がとても少なくなっています。たまには、靴や靴下を脱いで、裸足で直接土や芝生の上を歩いてみましょう。庭があれば良いのですが、なければ近くの公園や野原、河川敷などでもかまいません。

●裸足になって自然に直に触れよう

また、現代生活は、テレビや冷蔵庫、エアコン、掃除機、ＩＨ調理器、パソコンなど、身の回りはたくさんの家電製品にあふれています。外でもゲーム機を肌身離さず持ち歩き使っている子どもが増えてきました。まさに電磁波に囲まれて生活していると言っていいでしょう。

地球である大地に裸足で触れることは、これらの電磁波などにより体にたまった静電気を放電する（アーシング）作用があり、さらに、大地からは健康に大切な電子を受け取る効果もあります。

電子には活性酸素の除去や細胞や血液の還元作用など、一般に知られていない様々な作用があります。自律神経が安定し、免疫力の向上、血流の改善などにより不眠、肩こり、腰痛、食欲不振、体のだるさ、めまい、吐き気、月経不順などに効果があるとされていますが、何よりも自然に直に触れることが大切で、心身に様々な良い影響を与えることが期待されます。

子どもとゲームの付き合い方

ゲームと一口に言っても、将棋や囲碁、チェス、オセロ、トランプなど世界的に長い歴史のあるものから、いわゆるコンピュータゲームのように最近登場したものもあります。

私自身もそうですが、将棋やトランプなどの昔からあるゲームを家族で楽しむのは、後になってから子どもの良い思い出となるでしょう。ここでは、最近増えているパソコンやゲーム専用機、スマートフォンやその他の携帯端末などを使った家庭で使われるゲーム、つまり、テレビゲームや携帯型ゲームを含めたコンピュータゲーム（以下ゲーム）についての考え方を示します。

すべてに共通して言えることですが、ゲームにも良い面と悪い面があります。携帯電話やパソコンなども次々と新機種が登場し、すぐに時代遅れになるなど、現代の私たちの生活は、めまぐるしく変化しています。

親も子どもたちも社会生活を営んでいるわけですから、いつまでもずっと同じスタイルでいることは難しく、新しく登場したものも状況に合わせて受け入れていくというような柔軟な姿勢も大事です。これからの時代の子育て、子育ちにおいては、携帯電話も含めてゲームをどのように考えていくのかは避けては通れない問題になるということです。

●ゲームの利点

ゲームは、手軽にできて楽しめますが、それ以外の利点を挙げてみます。

①友達とのつながりができる

とくに子どもたちにとっては、楽しめる以上に、友達との共通の話題ができることがゲームのメリットでしょう。

②知識がつく

知識を身につけるのは、何も勉強だけではありません。テレビやマンガ、そしてゲームからも様々な情報を得ることができます。とくに学校で習わない、テストの点数とは関係のない部分の知識にも大切なことがたくさんあるでしょう。

③ シミュレーション能力がつく

様々な問題をどう解決するのか、色々な状況を的確に判断し対応するための能力がつくというメリットはあると思います。

●ゲームの問題点

次に、ゲームの問題点とされているものを挙げてみます。

① 依存する

一番の問題点は、ゲームに依存することではないでしょうか。依存とまではいかなくとも、ずっとゲームばかりし続けている子も見かけます。ゲームに時間をかけるということは、他の活動に使う時間がなくなるということです。

② 暴力性が出る

暴力的なゲームが実際の性格や行動に影響するかどうかについては、はっきりとはわかっていないというのが現状です。影響するという意見や報告が出たかと思うと、逆に、影響しないという意見が次々と出てきます。私としては、後述するミラーニューロンの観点から考えても、ゲームは、暴力性以外の性格や行動にまで明らかに影響を与えると考えた方がいいと考えています（「『子どもは親の鏡』はミラーニューロンで説明できる」P.332参照）。

③コミュニケーション能力の低下

ゲーム上のいわゆるバーチャルな世界での経験ばかりになると、現実でのコミュニケーションに問題が生じやすくなります。

④体力や体機能が落ちる

ほとんどのゲームは指以外の体を使いません。ゲームばかりしていると、当然体力が落ちることになります。また、ずっと同じ姿勢をとることも問題です。体が前のめりになり、いわゆる猫背の姿勢になります（猫背の害は「姿勢は子どもの心身すべてに影響する」P.92参照）。

画像を見続けることによる視力の低下や電磁波の影響も無視できません。

⑤学力が低下し脳の発達にも影響する

勉強の時間が少なくなりますので学力も低下します。ここでいう学力は、いわゆる試験の成績という意味です。メリットの点で述べたように、学校で習うこと以外の知識や応用力がつくようなゲームも一部ありますが、単純な操作や思考を繰り返すものが多いと思います。

単純な操作を繰り返すゲームをし続けると、前頭前野の働きが低下し、ゲームを止めた後も長時間持続することが脳波でわかっています。前頭前野は人が人として生きるための脳で、情動を抑え、理性的に考え行動するために大切で、機能が低下するとボーッとしたり、人とうまく協調できなくなります。お手玉やけん玉、ダンスなど、体のあらゆる部分を使った昔ながらの活動では、むしろ前頭前野の働きが良くなります。

⑥いじめにつながる

ほんのちょっとしたことがいじめにつながることがあります。ゲームに関しても、同じゲーム機を持っていない、同じゲームをやっていないなどです。

現代社会は、あらゆることをある一定の枠内に入れようとする風潮があります。もちろん、人に迷惑をかけてまで我が道を押し通すことは、他の人にとっても気持ちのいいことではありません。全体とバランスを取りながらも、それぞれがそれぞれの個性を尊重し、皆と違っていることがむしろ個性として認められるような社会を望みます。子どもたちは親の真似をするものなのです。子どもたちのいじめの問題は、突き詰めて考えると、大人の社会の縮図なのです。

●子どもにはリアルな世界での遊びや学びが必要

子どもたちには、ゲーム以外のたくさんの遊びや学び、経験が必要です。子どもの時にしかできないことはたくさんあり、それが大人になってからもとても大切な記憶になります。

ゲームのメリットもありますが、ゲーム内はバーチャルな世界であり、現実であるリアルな世界とは違うのです。子どもたちにはぜひともこのことを理解してもらい、五感をフルに使ってこの世界を感じ、学び、体験し、楽しんでもらいたいと思います。

ゲームを全くやらせないということではなく、ある程度の年齢になるまでは、子どもたちと十分に相談し、する時間を決めたり、家族旅行や外食の時はやらないなどのルールを作る、などの対策を考えましょう。

姿勢は子どもの心身すべてに影響する

平成28年度（２０１６年）から学校保健安全法施行規則の一部改正があり、学校での健康診断に「四肢の状態」が加わりました。学校健診で、四肢の形態と発育、運動器の機能に注意するよう強調しています。具体的には、背骨の曲がり、腰の曲げ反らしによる痛み、上肢・ひざの痛みや運動制限、片脚5秒立ち、しゃがみこみなどをチェックするよう指導されています。

健診でこのような項目が追加された背景には、子どもたちの姿勢がとても悪くなっていることがあり、それに伴って運動能力や健康にも影響が出ると考えられているからです。

姿勢が悪いと聞くと見た目をイメージしがちですが、**体にとって良い姿勢は、本来、骨や筋肉、神経、内臓、さらにはメンタルなど心の状態に無理な負担をかけない姿勢であり、見た目にも自然に良い姿勢になります。**

逆に考えると、体のどこかに負担がかかっているために、楽になろうとして自然にとる姿勢が固まり、悪い姿勢になっていくとも考えられます。そして、悪い姿勢がまた心身に悪影響を与えるという悪循環になります。つまり悪い姿勢は、心身の不調の「原因」でもあり、「結果」でもあるのです。

姿勢の簡単なチェック法をお伝えします。足をそろえて立たせた時に、耳の穴、肩の中心、股関節、外くるぶしが一直線になるのが良い姿勢です。子どもの身長や体重だけでなく、姿勢も歪みがないか定期的にチェックするのがいいでしょう。

良い姿勢が保たれているということは、心身ともにストレスが少ない状態であることの指標にもなるのです。

●子どもの姿勢はなぜ悪くなるのか？

姿勢が悪くなる原因には様々なものがあります。

①筋力の低下

まずは、運動不足による全身の筋力、とく

■ 姿勢の簡単なチェック法

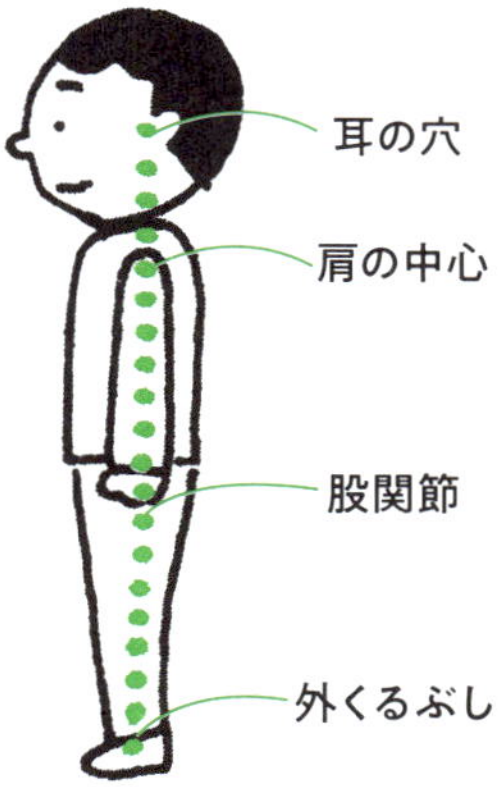

一直線になっているか？

に体幹部分の筋肉である腹筋や背筋の筋力の低下があります。

子どもでは、筋トレなどをしてこれらの筋肉を鍛える必要はありません。普段から生活の中でのびのびと体を動かすことです。まずはできるだけ外遊びや運動をさせるのがいいでしょう。農作業を子どもと一緒にするのもとても良い運動になります。室内でも掃除や料理、日曜大工など、体を使った家仕事を子どもたちと積極的にするなどの工夫をしてみましょう。

②同じ姿勢を続ける

子どもたちが室内で同じ体勢を続けることも姿勢を悪くします。とくにゲーム、携帯電話、パソコン、勉強などを、同じ姿勢で何時間も続けている子がたくさんいます。

これによる一番の問題は、背中を丸めて、あごを突き出し、首にものすごく力がかかり、背骨から頭や顔全体が前かがみになるなど、いわゆる猫背の姿勢になることです。

猫背は、集中力の低下、学力の低下、頭痛、肩こり、肥満、運動能力の低下、社交性の低下など心身の様々な不調につながります。

③机や椅子が体に合っていない

机や椅子が子どもの体に合っていないことも姿勢に大きな影響を与えます。

机と椅子の選び方のポイントを示します。足の裏がぴったりと床につき、ひざの角度が90度になる高さの椅子にします。年齢や体の成長に合わせて高さを調節できるものがいいでしょう。調整できない場合はクッションや座布団などを使い工夫します。

座る部分の奥行きが長すぎてひざの裏を圧迫しないようにします。背もたれにぴったり背中がつく椅子を選びます。椅子に座らせ、机に腕を載せたとき、ひじの角度が90度になるように机の高さを調節します。

④良い姿勢の見本がいない

良い姿勢の見本がいないことも、子どもたちの姿勢を悪くしています。生活が欧米化し、日本人の住環境も畳などの和室に代わり、椅子やソファーに座る洋室がほとんどになっています。

日本人と欧米人では遺伝子（体の設計図）

■机と椅子の選び方

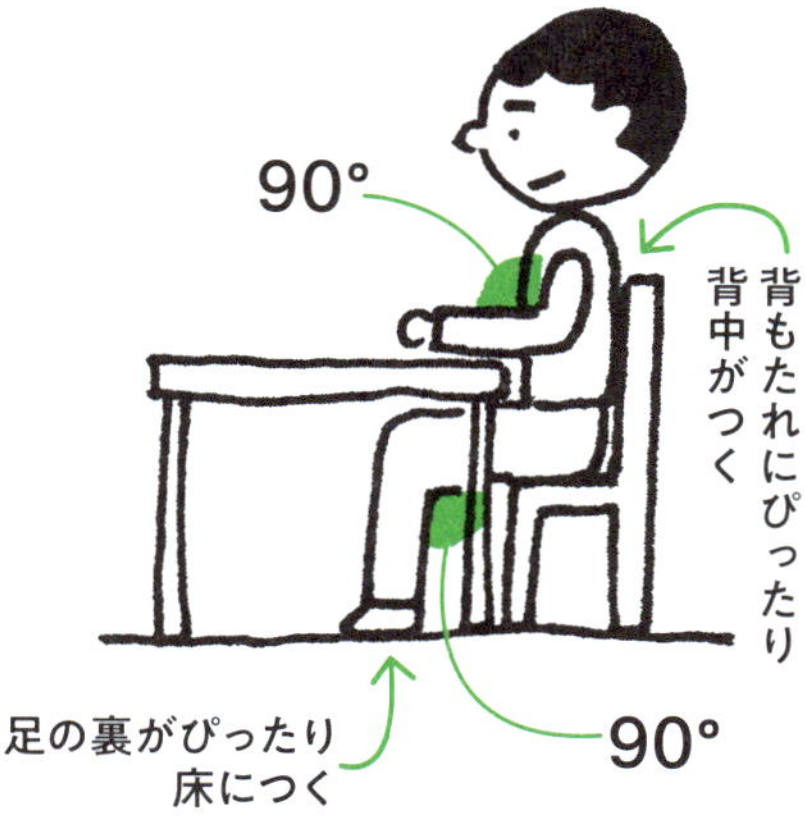

も、昔からの生活によって作られた体のつくりも異なるのです。ですから、ほとんどの親は椅子の座り方や正しい姿勢は知りませんし、意識もしないことがほとんどです。

しかし、親が普段どのような姿勢をしているかも子どもの姿勢に強い影響を与えます。日本のお稽古事（茶道、合気道、日本舞踊など）では、丹田に力の入る良い姿勢が基本となります。親子でそのような日本文化に触れるのも、姿勢だけではなく、五感を高められ、礼儀作法も身につくので良いですね。

子どもは、何より親の真似をするものなのです。子どもがある程度の年齢になったら、お互いに姿勢を注意し合うようにするのがいいかもしれません。

●姿勢は歯並びや噛み合わせ、呼吸にも影響する

姿勢は、歯並びや噛み合わせ、さらには口呼吸とも密接に関係しています。良い姿勢は、歯並びや噛み合わせを良くし、口呼吸を減らしますし、逆に歯並びや噛み合わせが姿勢や口呼吸にも大きな影響を与えているのです。

歯並びや噛み合わせの悪さや口呼吸が、全身のあらゆる異常に関係していることが次々と明ら

かになってきています。これらを改善することにより、実際に様々な不調がなくなることがわかってきました（「母乳は良い腸内細菌を育てる」⑤P.146参照）。

子どもの歯並びや噛み合わせがどのように発達するのかは、生まれたばかりの赤ちゃんの育て方から始まっています。そしてそれが子どもの姿勢にも影響を与えていくのです。

具体的には、赤ちゃんは、可能な限り人工乳ではなく母乳にします。赤ちゃんに母乳を飲ませる時は、おしりと首をしっかりと支え、乳首を奥まで深くしっかりとくわえさせます。離乳食が始まってからは、左右バランス良く、よく噛むことを習慣にし、両足がしっかりと床につく姿勢で食べるようにします。

手洗い、うがいはほどほどに

微生物と触れ合うことの重要性を書きましたが、もちろんわざわざ不潔にすれば良いということではありません。歴史的に検証すると、現代病が増加した最も根本の原因は微生物の排除にあるのですが、現代病が増加する以前は感染症が死亡の大きな原因だったのです（**「アレルギーになるメカニズム」① P.201も参照**）。

日本でも、大正時代頃までは伝染病（ペスト、腸チフス、パラチフス、猩紅熱《しょうこう》、天然痘、ジフテリア）というものがあり、毎年数千人から数万人もの人が亡くなっていましたが、現代の日本ではこれらの伝染病を見ることはありません。

これらの伝染病の撲滅に最も貢献したのが上下水道の整備です。世界的にどの先進国でも、死亡するような重篤な感染症は上下水道の整備とともにすべてが激減しているのです。ですから、基本的な感染症の対策である公衆衛生（とくに上下水道の整備）が大事であることは間違いありません。

しかし、上下水道などの衛生状態が整っている国では、それ以上の過剰な感染症の対策は必要なく、むしろ何でも滅菌や抗菌をするなどの清潔すぎる状態が、現代病という新たな病気を生む結果になっていくのです。

●どこまで体を清潔にするか

一般の家庭での手洗いやうがいなどについて私の考え方を述べます。

外から帰ってきた時やトイレの後などの手洗いは常識的な範囲内で行います。**通常の手洗いには基本的に石けんは必要なく、流水で洗えば十分**ですが、合成石けんでなければ多少使用しても良いでしょう。もちろん、汚れがひどい場合、胃腸炎などの感染症の場合、これから食品を扱う場合は、通常より念入りに手を洗うなどの対策は必要でしょうから、柔軟に考えます。

うがいに関しては、イソジンや消毒剤の入ったうがい薬はほとんど効果がありませんし、口腔粘膜を損傷したり、環境にも影響を与えますので、極力使わない方がいいでしょう。かぜや扁桃炎などで喉が痛い場合も、**水などでうがいするので十分**です。

お風呂は1日1回、夜に入浴するのがいいでしょう。夜はリラックスや体の修復を司っている副交感神経が優位になる時間です。熱すぎない温度の湯船にしっかりと15分位浸かり、洗いもこすりもとくに必要ありません。上がってからもタオルなどでこするのではなく、肌に当てて水滴を吸い取るようにするのが最も肌に良いようです。

このように、本当は体を洗う石けんも必要ないのですが、不自然な加工のされていない無添加の石けんであれば適度に使って良いでしょう。

シャンプーもリンスも使わない、お湯だけで頭を洗う方法（いわゆる「湯シャン」）があります。通常のシャンプーはとても洗浄力が強いので、汚れだけでなく、皮脂や常在菌なども流してしまう、洗いすぎの状態になります。ほとんどの人は、これらをすべて落とし、頭皮上を何もない状態に毎日リセットしているのです。

頭皮は皮脂を落とされた分、過剰に産生します。ですから毎日シャンプーをしている人が止めると、匂いも出ますし、ベトベトの状態になるのです。しかしシャンプーを使わない状態を続けると、皮脂の産生も減ってきますので、次第に頭皮は本来の状態に戻っていきます。この状態になると、匂いもせずにほとんど髪を洗う必要がなくなるのです。ただし、この状態になるには数ヶ月を要します。

ちなみに、わが家では、主に手作りの石けんを使っています。全身を洗うのがこれ一つととてもシンプルです。

●おしりの洗いすぎに注意！

肛門周囲膿瘍《のうよう》という病気があります。便の通り道である大腸の最後の部分である直腸には小さいくぼみがたくさんあります。そこに細菌が異常に増えて、肛門の周りに膿がたまる病気です。病態としてはニキビに似ていますが、高熱や痛みが強く、手術が必要となることもある少し厄介な病気です。

通常は免疫がまだ安定していない子どもや、大人でも免疫力が落ちている方、便秘や下痢を繰り返す方に多くみられます。

しかし、最近では、免疫力に問題がない通常の成人にもこの病気がよくみられるようになってきています。増えている原因は、温水洗浄便座の使いすぎ、あるいは、お風呂での石けんなどによるおしりの洗いすぎと考えられています。

おしりを洗いすぎることにより、常在菌がいなくなり、病気を起こす菌が異常に増えてしまうのが原因です。

病気までいかなくても、肛門部のかゆみを訴える人もとても増えています。さらに温水便座でのビデの使いすぎと流産、低出生体重児、カンジダなどの膣炎との関係も報告されています。ビデの使いすぎにより、膣内の常在菌の組成が変化してしまうことが原因として考えられています。温水便座は使用しないか、適切な使用にとどめることが大切だと思います。


清潔にすることが悪いわけではありませんが、あまりにも行きすぎた清潔志向が、逆に様々な病気を引き起こしているのです。人と共生している皮膚や膣内、腸内の常在菌は、自然の状態であれば全く悪さをしないばかりか、私たちの体を適切な状態に調整してくれているのです。

菌自体が不潔でなるべく排除しようという考えを改め、共存していく方が健康にとって短期的にも長期的にもメリットが大きいのです。

化学物質を使わない生活

ここで言う化学物質とは、自然界にはじめからある天然物に対して人工的あるいは工業的に合成された物質を意味します。

身の回りを見渡してください。現代生活はありとあらゆる化学物質であふれています。たとえば、食品添加物、水道の塩素、フッ素、石けん、洗剤、芳香剤、柔軟剤、漂白剤、糊剤、ドライクリーニング、シャンプー、リンス、蚊取り線香、化学繊維、プラスチック、医薬品、化粧品、日焼け止め、防虫剤、殺虫剤、電池、塗料、接着剤……現代生活はこれらがなくては生活が成り立たないように感じるくらいです。

アメリカ化学会が発行している「Chemical Abstracts」誌で使用される化合物番号（CAS登録番号）が付与された物質の数は約3000万種であり、うち工業的に生産されているものは約10万種、世界で年間1000トン以上生産されるものは5000種程度とされており、現在も毎年ものすごい量で増え続けています。

化学物質の多くは日常生活を便利で快適で豊かにしていますが、その一方で、安全性が確実に確かめられているわけではありません。もちろん化学物質のすべてが人体に害を及ぼすわけではなく、人体に有害なものは全体の1割程度ではないかと見積もられています。

この1割は全くの推計ですし、仮にこの値が本当だとしても、数万から数百万種類もの有害な物質があることになります。実際には、本当に安全であるかわからないものが多いのです。安全性が審査されていないもの。審査が不十分なもの。いま安全とされていても将来まで本当に安全かわからないもの。一つ一つは安全でもたくさんのものが合わさった時の影響は不明のもの。世代を超えた影響。これらは実のところ全くわかっていないと考えて良いのです。

とくに大切なことは、これらの**化学物質の影響は、一般には大人よりも子どもたちに対する方が大きい**と考えられていることです。子どもは体重あたりの皮膚の表面積が大人より大きい、毒物に対する抵抗力、解毒力、排出力が大人よりも弱いなどの理由によります。

また、化学物質は、人体だけではなく、他の動物、植物、微生物、地球環境にも影響しています。後に詳しく述べるように、微生物を排除してきたことが、急増している現代病の最も根本の原因になっているのですが（「アレルギーの原因は『腸内細菌』にある」P.196参照）、化学物質は本来の毒性に加えて、微生物を強力に排除するものが多いのです。

私は自然に沿った生活を提案しています。ありとあらゆる不自然な生活がすべての病気の原因であることを様々な角度から説明しています。私がお勧めする自然に沿った生活では、化学物質をできるだけ使わないようにすることは最も基本で大切なことです。

どれが安全か安全でないかと個別に調べたり、考えたりすることよりも、基本的にはあらゆる化学物質を可能な限り避ける生活をするのが良いでしょう。

実際にはいきなり、すべての化学物質を完全に排除することはとても困難ですので、できることをできるところから始めるしかありません。まずは、家にあるもので、なくてはならないものと必要のないものを整理しましょう。可能な限り人工的な化学物質を排除し、自然で体や環境に優しいものを選びましょう。

どうしても使わなくてはならないものでも、使い方を工夫したり使う量を減らすなど、できるだけ環境に負荷をかけない方法を考えましょう。もちろん便利さは減るかもしれませんが、実際にやってみると多くのものが必要ないことがわかりますし、ちょっとした工夫で自然にあるもので代用できることもたくさんあると気づけます。

時間がかかったり、面倒なこともありますが、その手間ひまをかけることが、本当に子どもたちや家族に対し愛情を持って生きること。**これからの時代は、時間を短縮することや、便利さだけを基準とするのではありません。すでに、本来の豊かさのために何を大切にするのかを考えていく時代に入ったのではないのでしょうか。**

都会であってもすでにそのような生活を始めている人もたくさんいます。一人や一家族では困難でも、同じような考えの人たちで協力し合えばできることもたくさんありますし、新しいアイデアを生み出したり共有したりすることができます。

買い物は投票ですので、家庭で選択するものが社会を作っていくのです。自然なものを使う家庭が増え、皆が不要な化学物質を使わなくなれば、製品が作られることはなくなっていくのです。家庭での考え方が変われば、いずれ社会全体のあり方も変わっていくのです。

日常生活で使用する代表的な化学物質に対する具体的な対策は、他の項でも解説しています。

空気、水、土を汚染しない

地球上のすべての生き物は、もとをたどれば地球が材料でできています。生命が活動するためにはエネルギーを必要としますが、このエネルギーは太陽の光を受けた植物が光合成により作り出したものです。動物は自らエネルギーを作り出すことができませんので、他の生物を食べる（植物を食べるか、植物を食べた動物を食べる）ことで生きています。

このように植物は、地球上のすべての生命の活動に必要なエネルギーを作り出していますが、植物は土や水や空気である地球が変化したものなのです。それを手助けしているのが微生物です。

現代社会は経済や効率性を重要視するあまり、とりあえず影響の見えないことや長期的な問題は後回しにされる傾向があります。しかし、地球や環境を破壊する行為は、巡り巡って私たちやすべての生物を害することになるのです。現代の私たちだけではなく子や孫、未来の子孫たち、人以外の地球上のすべての生き物もその影響を受けるのです。

ですから、まずは空気、水、土を汚染しないことが最も大切です。医療が発達しているはずの現代、とくに先進国に住む多くの人々が病気になっていますが、このように考えれば、それは当たり前のことであり、それだけ環境の汚染が進んでいるということなのです。

これらの問題は個人ではどうしようもないことも多く、社会全体で解決していかなければなりません。目先の利益や利便性ではなく、子、孫、未来の子孫や地球環境を考えるように社会全体の意識が進むことが大切です。

個人や家庭でもできることは、できるだけ不自然な化学物質を使わないこと、あるいは環境に配慮している生産者や企業の製品を選ぶことです。問題意識を持ち、現状を理解することに努め、家族全体あるいは同じような考えを持つ人たちとの連携も必要になります。

以下に空気、水、土についての簡単な考え方を示します。

新鮮な空気・水を取り入れる

空気についてですが、本当は、昼間はできるだけ屋外で活動し、屋内であっても1日に何度か換気し、深呼吸などで新鮮な空気を取り入れるのが健康にも大切です。

しかし現代では、公害やディーゼルエンジンの排出ガス、ＰＭ２・５、放射能など実にたくさんの問題があります。ゴミで出すものも焼却所で燃やされ、空気を汚染しますので、家庭内で使用するものも、できるだけ自然素材のものを使う工夫をしましょう。

新築の家などでは、建材などについている化学物質によるシックハウス症候群が問題になっています。建設会社や工務店の方に相談したり、人工のものをなるべく使わない業者を選ぶことが必要になります。

水は、本来なら山からのわき水や地下水など、自分の住む土地の自然の生水が人の体に最も合っています。しかし、水についても、産業廃棄物や酸性雨、農薬、残留肥料、放射能などたくさんの問題があり、安全性に心配があります。

都会では、はじめから水道水かペットボトルの水を使うしかないのが現状です。ペットボトルは、防腐剤が使われているものも多いので、購入する前に確認するのが良いでしょう。また、煮沸しているものもあり、この場合は生水としての効用はなくなっています。

水道水は、最低限塩素を除けるようなフィルター型の簡単な浄水器を蛇口につけることをお勧めします。異物をほぼ完全に除く逆浸透膜型の浄水器はとても高価であり、全くの純水も体に良いわけではないと考えるからです。

土の状態は、私たちの健康そのもの

土については、公害や産業廃棄物の問題も重要ですが、農業用地の汚染がとくに深刻な状態です。除草剤を含めた農薬は、直接の毒性に加え土の微生物を排除します。化学肥料も土の微生物に深刻なダメージを与えます。農作物に養分を補給する土の中の微生物は、本来、有機物を分解して生きていますが、はじめから分解された化学肥料を使うと食べるものがなくなり生きていけません。

農薬や化学肥料を使った現代農業では、土の中の微生物が減っても、見かけだけは立派な作物ができます。しかし、農作物の栄養価は低下し、農薬などの化学物質は増加する一方です。有機肥料であっても使いすぎにより硝酸態窒素が蓄積し、汚染につながります。

さらには、除草剤とセットで作られる遺伝子組み換え作物の影響、放射能の問題など土の汚染や生命力の低下はますます深刻さが増しています。

土の状態は、私たちの健康そのものですので、社会全体で可能な限り土を汚さない循環可能な方法を選択していくことが大切です。個人でも自給自足までいかなくても、少しでも農に携わる、信頼できる自然農や有機農の農家さんとつながりを作るなど、できることはたくさんあります。子どもとも一緒に問題を考えていきましょう。

放射能は、これら空気、水、土のいずれにも関係する大きな問題です。福島第一原発は、現在もなお収束の目途すら立っていない状態です。原発で大きな事故が起こってしまったら、放射能をコントロールすることは現代の科学では不可能と言えるでしょう。

放射線量の安全基準に定まったものはなく、今の国の基準も確かな根拠があるわけではありません。あくまで、とりあえずの参考程度と考えなければなりません。本当の安全性を評価するには、今後何十年もの検証が必要になります。

そして、放射能の問題は、現代に生きる私たちだけに留まりません。たとえ事故のない原発から出る放射性廃棄物であっても、数万年もの管理を必要とします。経済優先や一時の電力を得るためにこのような負の遺産を残すことがどういうことなのか、真剣に考えなければならないでしょう。

子どもたちのために、責任のある親として、最大限の情報収集を怠らないように努めなければなりません。放射能の問題を抱えつつこの土地に生きるか、土地を離れるか。食べるか、食べないか。大らかに考えるか、細かく考えるか。どれが正しい選択なのかの判断は困難です。

しかし、未来の子どもたちのためにも現状を把握し、ともに真剣に考えることをやめてはいけないと思います。空気や水、土壌の放射線量を測定するボランティア団体等もありますので、調査を続け、自主的に行動する必要があると思います。

第2部

体と心

第3章

妊娠前、妊娠中の過ごし方

本当に元気な子を産むには、妊娠前からの生活が大切

第1部では自然に沿った子どもの暮らしについてお伝えしました。第2部では少し時間を戻して、子どもがお母さんのお腹に宿るところから説明していきます。

子どもが生まれてから、あるいは、妊娠中から生活に気をつけ始める人がたくさんいます。もちろん後で述べるように、妊娠中あるいは産後の生活は、直接子どもたちの健康に関係しますのでとても大切です。しかし、本当に元気な子を産むためには、妊娠するずっと前から、極端な話、人として生まれた時からのお母さん自体の健康状態がとても大事なのです。

現代人の日常生活は、少し前の女性が生涯にたくさんのお産をしていた時から比べても大きく変わってきています。それは悪いことばかりではないのですが、一方で、妊娠・出産に関する問題がとても増えてきているのです。

まずは不妊症により、子どもが欲しくても授かれないことに悩むカップルが急増しています

(「不妊治療・出生前診断をどう考えるか」P.139参照)。

ハイリスク妊娠の割合も増加しています。ハイリスク妊娠とは、母児のいずれか、または両者に高いリスクが予想される妊娠で、代表的なものには、糖尿病、甲状腺疾患、貧血、自己免疫疾患、高齢妊婦（35歳以上）、若年妊婦（18歳未満）、過度の飲酒・喫煙、薬の常用、肥満、やせなどがあります。具体的な病気や体格に問題がなくとも、お母さんの健康状態や生活の仕方は、生まれてくる子どもに大きな影響を与えます。

●スムーズに進まないお産が増えている

お子さんを無事に授かり、とくにリスクがない場合でも、お産がスムーズに進まないことが多くなっています。たとえば、陣痛が来てもとても弱い（微弱陣痛）、お産が長引く、分娩が止まってしまうなどです。

理由として以前から言われていることには、お母さんの骨盤の形が変わってきている、姿勢が悪い、冷えなどがあります。それでも、特別なリスクがなければ、女性には赤ちゃんを自らの力で産む能力が十分備わっているものです。**人が100人いれば100通りの出産方法・分娩の経過があって良く、長引く人には長引くなりの理由もあって、医療者サイドが本人たちのペースに**

合わせて待つことができれば、問題なく赤ちゃんが生まれてくることがほとんどでしょう。

しかし、後に述べるように、一人一人の妊婦さんの多様性に対応するマンパワーが医療者サイドにはない、というのも現実です。

近年、帝王切開の率がとても高くなっていますが、理由には、ハイリスク妊娠の増加、分娩経過の異常の増加に加え、誘発・促進剤の使用も関係しています。現代では20％ほどの妊婦が帝王切開で出産しています。帝王切開は、他に手段のない多くのお産のトラブルを一気に解決できる産科医療での最大の武器とも言えますので、常に必要になる可能性のある選択肢です。

しかし、**適切に帝王切開がなされているかは疑問です。**私はＮＩＣＵの現場で働いていましたが、医療訴訟の急増などもあり、安全志向のためにわずかなリスクに対しても防衛的に行うことが増えてきていると感じています。

帝王切開による手術自体のリスクとして、麻酔の影響や感染、出血、血栓症などがあります。傷口の痛みとともに母体の産後の回復も遅れがちになります。回復がスムーズでないと、母子分離になり、母乳の出も悪くなり、母乳育児にも影響を与える可能性があります。

そして、帝王切開の最も大きなリスクは、次の妊娠の際の子宮破裂と癒着胎盤です。癒着胎盤は、次の妊娠をした時に、前回できた子宮の傷の部分に胎盤が癒着してしまうと、胎盤が子宮から剝離せず稀に子宮摘出となることがあり、命の危険も伴います。帝王切開は、本来安易に行われてはいけないものだと思います。

このように、お母さんの子どもを授かる力、子宮内で子どもを育てる力、お産する力のいずれもが低下しています。理由は、人が病気になる原因と同じで、日常生活のあらゆることが不自然になっているからです。

病気になってからあれこれ治療するよりも、病気にならない生活をすることが大切であるのと同様に、妊娠してからよりも、その前に自分の体を整えておくことの方がはるかに大切なのです。

お産、子育ては人生で最も貴重で素晴らしい体験の一つです。自分の健康も、元気な子どもを産むための体作りも特別な何かをすることではなく、日頃の食事、生活、心の有りようにかかっているのです。

妊娠中の過ごし方

生まれてくる赤ちゃんは、お母さんの卵子とお父さんの精子が合体したたった一つの細胞である受精卵から始まります。妊娠中の10ヶ月ほどの間に、目に見えないくらいのサイズの受精卵が約3kg、細胞数にして約3兆個にまで増加するのです。

このように胎児は妊娠期間中にものすごい勢いで成長しますが、この間の栄養は、もちろんお母さんから得ていることになります。ですから妊娠中の生活は、母子の健康にとってとても大切です。

普段から自然に沿って健やかに生活していれば、妊娠したからといって特別に生活を大きく変える必要はありません。しかし、妊娠期間中は、胎児がお腹で成長するために、栄養や代謝の面だけでなく、内分泌（ホルモン）系や免疫系など体の働きが大きく変化します。

以下に、妊娠中に注意する生活をまとめます。

●何を食べるか

まず、妊娠により食べ物の好みが変化することがよくあります。

私は、自然に起こっていることにはすべて意味があると考えています。妊娠は一から胎児の体を作っている過程ですので、お母さんがいつも食べているものでは足りないものを補充するために、普段は食べていないものを欲すると考えることができます。

急に甘いものが欲しくなったり、お肉が食べたくなったり、今までとは違う味覚が出てくることもあります。**自分の欲求に正直に、時には食べるものを柔軟にし、精神的な安定をはかることを優先にしてもいいのではないでしょうか。**

つわりの時期は、とくに食べられなくても、赤ちゃんはお母さんの体自体に備えてある栄養を補給しながら大きくなっていきます。食べたいものを、食べられる時に、少量ずつに分けて食べる工夫をしましょう。

赤ちゃんに移行する恐れがあるため、薬は基本的に使用しません。あまりにも嘔吐が頻回で水分もとれなくなるようでしたら、点滴が必要になることもあります。

●運動、睡眠

次に運動に関してです。近年では妊娠中はなるべく安静に過ごすことを勧められることが多いのですが、これは良いことではありません。**実は安産のためには、妊娠中はむしろ積極的に動いた方がいい**のです。

お母さんの産む力が落ちている原因の一つに体力の低下があります。お産は体力勝負なところがあり、普段から体を動かさないでいると、肝心なお産の時に力が出ないのです。また、産後の育児のためにもしっかりと体力をつけておく必要があります。

重いものを持ったり、激しい運動をする必要はありません。毎日、時間を決め、少し速いペースで散歩するのが良いでしょう。家の中でも、掃除や洗濯などの家事で体を動かすことが大切です。かまどを炊く時のしゃがんだ姿勢のように、日本の昔からの体の使い方がお産には良いとされています。ぞうきん掛け、薪割りなどを積極的に行うことを指導しているところもあります。

昔の妊婦さんは、日常生活がそのまま体を使った労働で、今の人の何倍もよく動いていました。しかし、現代の人は、体を動かすことが少なくなりました。お腹は徐々に大きくなり、大変に感じることも多いと思いますが、変化に適応できる体の仕組みが備わっています。切迫早産や逆子、前置胎盤などは、東洋医学的には「冷え」が関わっていると言われています。血液の循環を良くし、冷えを予防するためには、適度な運動が必要なのです。

結果的に、よく動くことで体のあらゆる機能も整います。体が温まると同時に、気持ちも前向きになるものです。不安定になりやすい産後の心と体を支えてくれることにもなるでしょう。もちろん、切迫早産などリスクの高い妊娠の時には医師の意見を確認してください。

体を動かすことと同じくらい大切なのが、質の良い睡眠をとることです。欲求に合わせて、日中でも横になる時間をとると良いでしょう。**睡眠はお母さんの体を修復し、胎児の体を作るために必要です。**規則正しい睡眠は自律神経やホルモンのリズムを整えます。ダラダラと過ごすのではなく、動く時は動く、休む時は休むといったメリハリをつけることが心身を適切に調節する秘訣です。

●心のあり方

そして最も大切なことは、心のあり方です。臨月になり、陣痛が来ていたのに、病院に着いた途端分娩の進行が止まってしまった、というケースがよくあります。不安や緊張はお母さんのホルモンの分泌や血流にも影響し、分娩中の赤ちゃんにスムーズに酸素を供給することや、お産自体の進行を妨げる可能性があります。

赤ちゃんとお母さんは心も体もつながっていますから、お母さんがどのような心持ちで過ごすかが、お産やその後の母子の健康や状態に大きく影響すると言って良いでしょう。妊娠中の女性は、とても感覚的になっており、お産は潜在意識の深い部分にも働きかけるものです。

妊娠の初期は赤ちゃんの脳細胞が何千倍にも増えていく時期であり、この時にとったお母さんの生活行動は赤ちゃんの発達や精神活動にも影響するのではないでしょうか。

妊娠期間の散歩はとくに最適です。可能な限り自然の豊かな場所を選びます。お腹の中で日々育まれている生命と、日々の季節の移ろいを感じ、自分は自然の一部分であるという感覚を味わってみてください。

特別な胎教は必要なく、赤ちゃんや変化する自分の体に想いを向ける時間を持てば十分でしょう。五感をとぎすませることでお母さんの感覚が鍛えられ、出産を良いイメージのままスムーズに迎えることにつながり、生まれてからの赤ちゃんの欲求もより感じやすくなるでしょう。たとえ数十分でも良いので、家族に協力してもらい、お腹の赤ちゃんと二人だけの散歩の時間を持つと良いでしょう。

また、お産が近づくにつれ、行動や感情が本能的になり、お母さんが本来持つ野性が出てくることがあり、とまどうお父さんもいます。女性は、子どもを授かり守るべきものがあるときに、自然と言葉や行動が荒くなることがあるのです。

お産は、生命に組み込まれた自然の仕組みです。人も自然の一部であり、動物でもあるのです。一緒に過ごす家族は、できるだけお母さんの「ありのまま」を受け止めましょう。お母さんが、妊娠出産を通じて「自分を受け止めてもらえた」と思えた経験は、その後のお母さんの精神状態を大きく支えることとなるでしょう。

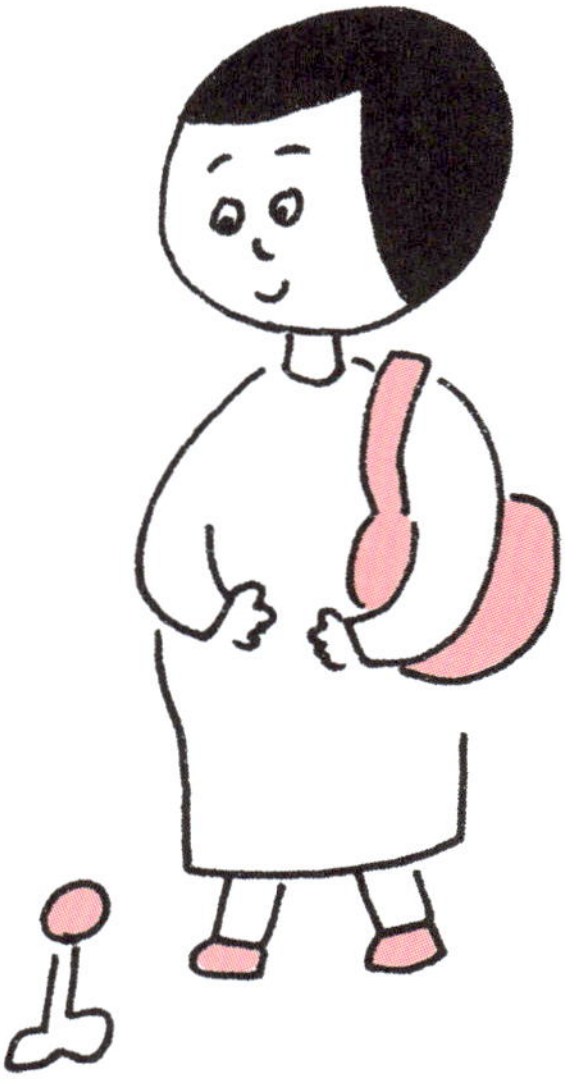

産後2ヶ月は骨盤を十分休ませる

出産により大きく変化したお母さんの体が出産後に妊娠前の体に戻ることを「産後の肥立《ひだ》ち」、もとの生活に戻ることを「床上《とこあ》げ」と言います。現在では床上げまでの期間を産褥《さんじょく》期といいます。

体の大きな変化は主に以下の3つがあります。

①緩んだ骨盤が戻る
②大きく膨らんだ子宮が収縮する
③傷ついた子宮や産道が修復する

この中で最も大切なのが、骨盤の回復です。全身のすべての骨は連動しており、中でも仙骨を中心にした骨盤は下半身の最も要の骨であり、骨盤の歪みは骨格だけでなく全身の臓器にも影響を及ぼすからです。

整体協会を設立した野口晴哉《はるちか》氏は、女性の骨盤は妊娠・出産するために拡がり、出産後約8時間ごとに片方ずつ縮んでいってもとに戻ると気づきました。その後完全に戻るまでは、個人差がありますが、約8週間くらいかかると言われています。**骨盤がもとに戻っていく時に無理をしてしまうと、骨盤が左右アンバランスのまま固まり、いわゆる骨盤の歪みとなり、その後の子宮復古不全、産後うつ、腰痛、尿漏れ、肥満など、産後長期にわたっての不調のきっかけとなっていく可能性があります。**

さらに、お母さんの骨盤の歪みは、次に妊娠した時の胎児の顔や頭の形、発育にも影響を与え、生後の子どもの健康にまで関係することがわかってきています。これらは、西洋医学的には軽視されがちですが、私は最も重視すべきこととととらえています。

産後日数が経ってからの骨盤矯正や体操など、様々なアプローチが出てきていますが、一番の要は、出産直後からの養生に尽きるでしょう。つまり産後の骨盤を十分に休ませてあげることです。具体的には、可能ならば出産後すぐから極力起き上がらないこと。骨盤は肩甲骨や後頭部にも連動しているので、産後は目がかすんだり、頭がぼんやりしたりしがちです。光を遮断し、スマートフォンを見ることを含め、目を極力使わないこと。頭を洗うなどの刺激を避けること。産後約3週間は家の中で赤ちゃんのお世話以外のことを極力しないこと。重いものを持たないこと、などです。
今は病院出産を選択する人がほとんどですので、せめて、お手洗いなどの必要最低限以外は安静を心がけ、退院後もとにかくゆったり過ごすように心がけましょう。適切なお手伝いが求められない場合は、産後養生院などを利用する方法もあるようです。

わが家でも1人目の子の出産時に、90歳を過ぎた私の祖母から、「産後の生活は女にとって一番大事なのだから大切にしてあげてね」と教えられました。産後の肥立ちや床上げという言葉が昔からあるくらい、かつての日本では、産後にお母さんが体を休めることを大切にしてきたのがわかります。

しかし現代では、出産施設はもとより、退院後中心的にお世話をする家族が、産んだら良く動く方が体の回復が早いと勘違いしている傾向があります。妊娠中に「安静に」と過保護になり、産後は早く動かせるなど大事にしなさすぎるという、かつてとは真逆の状態です。

お母さんが出産により元気になるのか不健康になるのかは、産後の養生で決まると言っても過言ではありません。お産は体を整えるチャンスであるとも言えます。お母さんが心も体も元気だと、家族皆が元気になるのです。そのためには、家族全員の協力が不可欠です。

産科医療の現状を知っておこう

近代化により、お産を取り巻く状況は大きく変化してきました。1947年までは自宅出産の率は90%以上でしたが、現在では0・2%ほどにまで減少しています。病院や助産院、診療所などの施設での出産が急速に増え、ほとんどの人が医師のいる施設でお産しています。

かつては、お産は自宅でするのが当たり前で、日常生活の一部だったのです。お産の介助も、資格のない近所の普通の老婆（産婆）などが行っていました。この頃は、衛生状態や管理が整っておらず、治療や介助が必要となる子どもを助けることができない状態でしたので、とても多くの子が生まれてからすぐに亡くなっていました。

この産婆と言われた人は、人知の及ばないところにある命を扱う、呪術的な役割も備えていたと言います。自然は人間よりも上位にある、というつつましさとともに、お産が神聖なものとして扱われてきたことが、日本の歴史から読み取れます。

1899年（明治32年）には、資格を持った新産婆と呼ばれる人々（現助産師）が専門的にお産に携わるようになり、それから第二次世界大戦までの間には、すでに妊産婦死亡率は約半分になっています。この時期はまだ自宅分娩がほとんどでしたが、戦後徐々に施設分娩に移行し、現代にかけて妊産婦死亡率はさらに低下していきます（妊産婦死亡率は、約２００人に１人〈１８９９年〉から、約１万人に１人〈２０１７年〉まで低下）。

医師管理の施設分娩に移行したことばかりでなく、産婆の技術・知識の普及、時代に伴う公衆衛生や栄養状態の改善なども妊産婦死亡率の低下に貢献してきたと考えられます。

新生児科医療の発展も目覚ましく、新生児死亡率も急速に低下し、現在では世界一低いレベルになっています。統計を取り始めた１８９９年（明治32年）と２０１７年（平成29年）を比較すると、死産率は89・１から22・０、乳児死亡率は１５３・８から１・９（いずれも対１０００人につき）まで減少しています。

このように、現在では安全なお産ができる状態ですが、お産を取り巻く状況は悪化する一方です。日本をはじめとして先進国では、出生数の著しい低下があります。かつては、生涯に子どもを9～10人も産む女性は珍しくありませんでした。現代では、１人の女性が一生に産む子どもの平均数である合計特殊出生率は１・３～１・４ととても少なくなっています。

少子化の原因の最も大きいものには、女性の社会進出による晩婚化と出産年齢の上昇がありますが、他にも様々な要因があり、安心して子どもを産み、育てられなくなってきている社会事情が背景にあります。

●産科医は減少、新生児科はパンク寸前

そして、お産を取り巻く現状で最も深刻なのは、お産を扱う産科医の減少です。お産の仕事は24時間体制を取らなければなりませんので、もともと当直や夜間緊急で呼び出されることが多いのです。医療の高度化により、しなければならない検査や処置、説明もどんどん増えています。

さらに、近年の医療訴訟の急増があり、産科は最も訴訟リスクの多い科です。お産をみる医師の数が減れば減るほど、1人にかかる負担は増え、ますます疲弊するという悪循環が続いています。また、訴えられる可能性が高くなれば、安全志向による過剰な医療、たとえばちょっとでもリスクがあれば帝王切開をするなどの防衛的な医療を行わざるを得ません。

これらに対して、多くの産科医をある程度人口の多い大都市や大病院に集約する動きが強まり、地方の小さな町や離島では、産科のない地域が増加しています。つまり、地方では近くの病院には産科医がおらず、安心してお産できる環境がなくなってきているのです。

次に、生まれる赤ちゃんを扱う新生児科の現状を見てみます。戦後に最も発達した医療の一つが新生児医療です。かつては体重が少なかったり、週数が少ない未熟な新生児を積極的に助ける手段はほとんどなく、本人の生命力だけが頼りでした。現代では、500g以下で生まれたとても未熟な新生児でも助かる可能性がある時代になっています。

このような高度な医療を実現するために、リスクの高い妊娠の母体や胎児、重症の新生児を受け入れるMFICUやNICUを有する専門の施設である総合・地域周産期母子医療センターが全国に整備されてきました。

しかし、これらの施設は、常にほぼ満床の状態で慢性的にベッドが不足しています。そして、これらの施設を維持するためには、専門の医師に加え、助産師、看護師、作業療法士、医療コーディネーターなどたくさんの専門の知識を持った人材が必要になり、莫大な経費もかかります。また、NICUなどで高度な医療を行っても障害が残る児の数も累積的に増えるため、その子たちが生きていくための社会福祉などの受け皿も必要となります。

このように、お産を取り巻く状況は、産科医や小児科医（新生児科医）などのマンパワーの不足に加え、施設、お金のすべてが絶対的に不足しているのが現状なのです。日本の周産期医療に関わるスタッフの多忙さ、献身は他国と比較にならないものがあります。産む側が努力もせずに医療者に要求だけをし続けたら、今以上に周産期医療の存続が危ぶまれることになるでしょう。

産む側は、ぜひ「産むのは自分」であることを自覚し、リスクを予防するために何ができるかを真剣に考え、命と向き合ってほしいと思います。自然に沿った生活がその大きな鍵になるでしょう。

そして私たち医療者は、介入が最小限になるためにリスクを予防し、本当に必要な人が適切な医療を受けられる体制を整えていくことでしょう。

行政としては、「女性の産む力」を発揮できるように、長期的に医療体制を援助してほしいと思います。「女性の産む力」が発揮された医療が、結果的に社会全体を明るい方向に持っていくのではないでしょうか。

●すでにある医療と対立せずに、自然なお産を取り戻す

お産を取り巻く現状には厳しいものがありますが、その一方で、お産は現代では一生に何度もない大切なイベントであり、自分好みの自由なお産を希望する人が増えてきています。日本では、

希望すればお産する場所として、病院、個人病院、助産院などを選ぶことができます。最新の設備に加え、まるで高級ホテルのような個室や食事を提供する産院が増える一方で、昔ながらの自然のお産を希望する人もいるなど、お産には様々なスタイルがあります。

私は自然に沿った生活を提案していますので、お産に関しても、できるだけ医療の介在のないアットホームな環境の中での自然分娩をお勧めしたいと思います。助産院を選ぶ場合は、最低でも近くにあることと、何かあった時に対応してくれる医師の存在が必須です。

お産をできるだけ自然な形で行うことには、母子の心身にとって実にたくさんのメリットがあります。産道を通ってくることによって、お母さんから子どもに渡される腸内細菌や膣が持っている細菌の移行がスムーズに行われます。また、お産の時に出るオキシトシンというホルモンは愛情を司るホルモンと言われていて、胎盤を通じて赤ちゃんに移行し、産後の愛着形成もスムーズになりやすいと言われていますし、お母さんの産後の回復にも有効です。

自然なお産のリスクに関しては、産科医の大野明子さんは「お母さんと赤ちゃんの生理的なプロセスを注意深く経過観察し、待てる間は辛抱強く待つことは、過剰な介入に比べて、はるかに安全」と述べています。また、大野医師の病院では、妊娠初期の時点でローリスクと判断できる約2100例のうち、帝王切開が必要であった割合は初産婦で約3%、経産婦で0・5%だったとのことです。現在の帝王切開率が20%であることを考えると、本来必要な帝王切開はそれほど多くないことが読み取れます。

また、出産ジャーナリストの河合蘭さんの『安全なお産、安心なお産』（岩波書店）の中に、助産所分娩による具体的な数字が示されています。「助産院生まれの赤ちゃんが分娩中の低酸素脳症で具合が悪くなることは、データから見て非常にまれだと言います。医師としっかり連携し、リスクが高まった人が妊娠中、事前に医師の施設へ移るようにした場合、助産院のお産の安全は充分に高いと言えるでしょう」と分析しています。

お産という大きな尊い仕事を果たし、はじめて赤ちゃんと出会えたその瞬間は一生涯深い記憶として刻まれます。どのような施設で産んでも、どんな出産方法であっても、お母さんが最終的に納得したかたちで、自分の力で産めたと感じ、つらかったことも含めて自分を認められること。ありのままをまるごと受け止めてもらえたと感じることができること。そして、赤ちゃんを愛おしく感じ、肯定できた時、お母さんの心は整い、育児もスムーズに行えるようになるでしょう。

ただし、人間のお産は1人ですることはできません。生まれてくる子どもや家族だけでなく、助産師や医師、その他多くの人が関与します。産科医療が非常に厳しい状況にある中で、理想のかたちのお産を取り戻すために今できることは、妊産婦さん本人が現状をしっかり理解すること、自然に沿った生活を取り戻し、心身健やかに過ごす努力をすることです。

何でも自然に任せたり、自分を押し通すのではなく、最大限に対策を考えた上で、最低限の医療の恩恵を受けながら、柔軟な姿勢でお産に臨む必要があるでしょう。

100％安全という仕組みは自然の中に存在しませんので、どんなに医療が発展しても、ある一定数の異常が伴います。自然の中で生きる私たちのお産にとって何よりも重要なのは、自然分娩を数多く見られた吉村正先生の言葉にある「いのちのために、いのちをかけよ」ということ。つまり、何が起きても自分で責任を負うという覚悟が、本当の意味では必要なのです。

すでにある現代医療と対立していても良い方向にいきません。それよりも、「私たちが考える医療、生き方はこうです」ということを提示し続けることが大切です。その一つの提案として私は、「自然に沿ったお産を取り戻すこと」が大切だと思うのです。

帝王切開での出産とＶＢＡＣについて

本来、帝王切開は、昔であれば亡くなっていたであろう命を救うための、大切な分娩方法の一つです。もし生まれてくる赤ちゃんが危険な状態なために必要である、と言われたら帝王切開に納得できない人はいないでしょう。

まず前提として、出産体験がお母さんにとって、そして家族にとって心から納得できるものであったかどうかが大切です。出産の体験を思い出したくない、とか、忘れようとして別の感情にすり替えようとしていたなら、問題です。

帝王切開をした人が「産んだ実感がない」と否定的な感情を抱いたり、自分を責めることがありますが、それは経腟分娩であってもあることです。自ら納得して臨んだ出産方法でない場合は、「医師にとり出してもらわなければ産めなかった」と受け止める人もたくさんいます。このように、自分の出産にどうしても納得できず、わだかまりを抱える方が多くいます。

第一に、産科医療に携わるスタッフは、出産体験を肯定的に持っていけるように全力でサポートする必要があります。「産んで終わりではない」お母さんたちの現実を理解し、出産の振り返りを十分にする時間が必要です。

帝王切開でも経膣分娩でも、赤ちゃんのために命をかけて出産したということを誇りに思い、お子さんたちにお話ししていただきたいと思います。

また、2人目を妊娠した時に、帝王切開後の経膣分娩（通称ＶＢＡＣ《ブイバック》）を希望される方もいらっしゃいます。しかし、緊急手術に対応する危険性が高く、先に述べたように、危機的状況の産科医療に立たされている医師にとっては、常に出産自体の心労と訴訟のリスクがつきまとうものです。よってその受け皿になる病院がほとんどなくなりました。

ＶＢＡＣを受け入れる体制を増やすよりも、初回の帝王切開をより慎重にし、数を減らしていくことの方が重要です。

ちなみに、一度帝王切開をした後の経膣分娩をＶＢＡＣ（Vaginal birth after cesarean delivery）と言い、それにトライすることをＴＯＬＡＣ《トーラック》（Trial of labor after cesarean delivery）と言います。

不妊治療・出生前診断をどう考えるか

妊娠を希望して一定期間の性生活を行っているにもかかわらず、妊娠が成立しない状態を不妊症といいます。今や10組に1組の割合でいると言われています。

かつては女性側の原因が主とされていましたが、今は男性、女性ともに半々と言われています。産婦人科でも、夫婦そろっての受診を勧められることがスタンダードになりました。不妊症は、一言で言えば、自然とかけ離れた生活によってもたらされている状況で、社会にも大きな責任が伴う問題だと思います。

夫婦になるということは、子どもがこの世に生まれる可能性があるということです。それゆえ、「子どもをもつとはどういうことか」を夫婦で語り合っておくことは大切です。片方だけが思い悩んでいても解決はしません。夫婦の想い描く未来をきちんと話し合っていくことは、不妊の問題のみならず、どんな夫婦の問題が生じても乗り越えていける糧になるでしょう。

これだけ子どもが生まれにくい現状で、夫婦で同じ方向を向いた上で、不妊治療の手を借りることは、決して後ろめたいことではありません。しかし、不妊治療の専門の医師であっても、最終的に子どもを授かるかどうかはわからない、「神の領域」と言います。自然に授かっても、治療をして授かっても、いずれにしても子どもは「授かりもの」であることには変わりありません。

浅田義正さんと河合蘭さんの『不妊治療を考えたら読む本』（講談社）によると、日本は出産に至らなかった不妊治療の件数が世界第1位だそうです。不妊治療が成功せず子どもを授からない最大の理由は、卵巣にある卵子が古くなる「卵子の老化」、つまり女性の加齢です。一般に40歳を過ぎてからの不妊治療の成功率は急激に低下します。子どもを授かることを望み、不妊治療を考えるご夫婦はなるべく早くから、専門病院を受診するなどの対策が必要になります。

どんな選択をしても、自分たちのもとに生命が宿った意味をしっかりと考えよう

流産は80％が12週未満の初期に起こります。原因のほとんどは染色体異常と言われています。私自身は、すべてのことに意味があると思っていますので、基本的には、染色体異常があってもなお子宮にとどまる生命は生まれてくるべき生命力のある命である、と受け止めています。

現代は、医療技術が発展し、お腹の中の胎児の状態が鮮明にわかるようになり、妊娠中から赤ちゃんが生きるための手段を準備できるようになりました。しかし、このような医療技術は、「お腹の赤ちゃんを救う」という目的にとどまらず、障害があるか否か、自分たちの希望する性別かどうか、お腹の赤ちゃんを自分たちは受け入れるか否かということにまで発展しました。私たちは与えられた命をどうするか、選択できる時代に入ったのです。

最新の出生前診断は、9割以上の確率で染色体異常がわかるようになりました。しかし、確定できるのは15週以降の羊水検査です。まず、初期の判定結果で「陽性」と出たら、命の選択を迫られます。そして人はほんのごくわずかの確率でも陰性が出ることを願いながら15週を迎え、早ければお腹の赤ちゃんを感じるようになり、羊水検査を受けることになります。

高度な医療技術を受けることを選択する以上、苦しい決断と覚悟も必要になりました。何があっても産む、と心に決めている人には、出生前診断は不要と言えるでしょう。

たとえ中絶を選んでも、自分たちのもとにこの生命が宿った意味を、夫婦でしっかりと向き合って考えていただきたいと思います。最終的に決断を下すきっかけとなるのは、多くの人は、社会背景や科学的分析などではなく、女性がどこかストンと腑に落ちる感覚だと言います。

妊娠・出産という原始的な営みにまで最先端の医療技術が発揮され続けています。そして、周産期に関わる医療従事者は、立ち止まり、このような医療技術をどう生かしていくべきかを真剣に考えなければいけない時期になったのではないでしょうか。

第4章

母乳、人工乳、離乳食、成長発達

母乳は良い腸内細菌を育てる

人工乳ではなく、母乳を与えることには実にたくさんのメリットがあります。簡単に言えば、短期的にも長期的にも、成長、発達、健康、心理面のすべてに良い影響を与えます。

まず、母乳のメリットのうち、代表的なものを挙げてみます。

①完全栄養食である

母乳は人の一生で唯一の完璧な、赤ちゃんにとっての完全栄養食です。完全栄養食とは、それだけで一切他のものを追加しなくとも不足するものがなく、人の成長、発達、健康の維持に必要なすべてを含んでいる食べ物です。

②母子間の最高のスキンシップになる

母乳で赤ちゃんを育てることは、母子にとって最高のスキンシップです。母親にとっては愛情を与える喜びを感じられ、赤ちゃんにとっては愛情とともに安心感を与えられ、母子の情緒が安定し、精神的にも最高の栄養になるのです。

心理面の発達には何よりも安心感がベースに必要で、他に何がなくとも、安心感さえあれば後は自然に形成されていくと言っても過言ではありません。そのためには、何より母乳を与えることが大切になってきます。

③感染症に対する予防や治療になる

母乳を与えることは、お母さんの持っている免疫力の一部を赤ちゃんに与えていることになります。母乳には様々な免疫細胞や免疫物質（免疫グロブリン〈ＩｇＡ〉、リゾチーム、補体、ラクトフェリン、ビフィズス菌成長因子……）など、免疫力をアップするものが大量に含まれています。免疫力がアップすることにより、かぜ、胃腸炎、咽頭炎、中耳炎、百日咳、膀胱炎、髄膜炎など様々な感染症の予防になります。

感染の予防だけではなく、実際に赤ちゃんがかぜや様々な感染症にかかった時、お母さんが一緒に生活しているならば、通常赤ちゃんとお母さんの両方に感染が起こります。**この時、免疫が発達しているお母さんは、いち早く感染に対する抗体（免疫物質）を作り出し、母乳を通して赤ちゃんに与えることができるのです。**

母乳は赤ちゃんの感染の予防だけでなく、実際に感染した時に回復をサポートする作用もあるのです。つまり、母子の共同作業で、自らの力で病気を乗り越える力が備わるということです。

④病気にかかりにくくする

母乳には免疫物質が豊富に含まれますので、感染症の予防効果がありますが、その他にも、将来のあらゆる病気を予防します。有名なのはアレルギーに対する予防効果ですが、健康に最も重要な腸内細菌を整えることなどにより、最終的にはその他のあらゆる病気や障害（膠原病、自己免疫疾患、高血圧、糖尿病、脂質異常症、肥満、がん、うつ、自閉症を含めた発達障害など）を予防すると考えられます。

⑤あごの発達を促す

とても大切です。実際に、母乳保育と人工乳保育では赤ちゃんの吸う力とそれに必要な筋や神経の発達が全く異なります。簡単に説明すると、母乳を吸う方が、とてもたくさんの力を必要とするということです。

そして、母乳育児はその後のそしゃく（噛む）機能、口呼吸の防止、歯並び、噛み合わせにも良い影響を与えます。ほとんど知られていませんが、口呼吸や歯並び、噛み合わせは成長してから信じられないほど多くの病気の発生に関与しています。たとえば、アレルギー（アトピー、喘息、花粉症など）、自己免疫疾患（リウマチ、IgA腎症、ベーチェット病、潰瘍性大腸炎など）、精神疾患（うつ、統合失調症）、神経疾患など全身の病気の始まり、さらに、頭痛、不眠、睡眠時無呼吸、めまい、肩こり、腰痛などの不調にも関係しています。

⑥言葉や知能の発達が良くなる

母乳で育てた子どもの方が人工乳で育てた場合よりも、言葉の発達、知能指数が高くなるという報告がたくさんあります。

その他にも母乳にはたくさんのメリットがあります。

⑦乳幼児突然死症候群を予防する

⑧1日のリズムが形成されやすい（計算でなく、自然にリズムが形成される）

⑨経済的な負担が少ない

⑩（災害や非常時などを含め）いつでも、どこでも与えることができる

⑪かぜや胃腸炎の時に、他の水分がとれなくても、母乳なら飲めることがある

以上のことはよく知られていることですが、あまり知られていない腸内細菌の視点から母乳のメリットを強調しておきます。

⑫良い腸内細菌を育てる

お母さんの乳首にはビフィズス菌が常在しています。ビフィズス菌は腸内細菌の中のいわゆる善玉菌の筆頭に挙げられるほど有益な菌の代表です（本当は善玉菌も悪玉菌もなく様々な菌が多様にいることが大事なのですが、わかりやすく善玉菌と表現しておきます）。

腸内細菌、とくに善玉菌の栄養は糖質（厳密には炭水化物）で、水溶性の食物繊維、オリゴ糖、多糖類（いわゆるデンプン）の3種類です。**ごはんなど、主食である炭水化物をとらない糖質制**

限というものが流行っていますが、腸内細菌の観点からは全くお勧めできません。

「食物繊維さえとっていれば他の糖質をとらなくとも大丈夫」という意見も目にしますが、食物繊維、オリゴ糖、多糖類はそれぞれ役割が異なります。善玉菌の代表である乳酸菌やビフィズス菌は、基本的には食物繊維を栄養源として利用できません。ビフィズス菌はオリゴ糖を最も重要な栄養源にしています。

母乳は数百種類ものバラエティに富んだオリゴ糖を含みます。これらのオリゴ糖は、なんと赤ちゃんの栄養にはならずに、腸内細菌に食べてもらうために存在しているのです。そして、それぞれのオリゴ糖が育てる腸内細菌の種類が微妙に異なり、赤ちゃんの役に立つ非常に多様な腸内細菌を選択的に育むことができるのです。通常、サプリメントに含まれるオリゴ糖は1種類か、せいぜい数種類です。しかも不自然な精製過程を経てできたものがほとんどです。

●腸内細菌は、腸に離乳食が入ってくる準備もしている

さらに、多様な腸内細菌は、離乳食が始まる前から腸内に離乳食が入ってくる準備を進めています。母乳（人工乳もですが）は、100％動物性ですが、離乳食を開始すると植物性のものが

はじめて腸内に入ってきます。腸内細菌はこれに迅速に反応します。すぐに植物性の食べ物に対応できるように、腸内細菌の内容が変化するのです。

そしてこの変化は離乳食を開始してからわずか1日というスピードで起こります。離乳食が始まるはるか以前からオリゴ糖などで多様な腸内細菌を育てて、いつ離乳食が来ても良いように準備していたとしか説明できません。母乳はこのような変化に子どもが対応できるよう、強力にサポートしているのです。

何の計算もなく母乳による育児を行うだけで、これらの過程が自然に沿って行われます。これが、私が自然に沿って暮らせばすべての問題が解決するとお伝えしている理由です。これが自然の仕組みであり、母乳は人工的に作られた人工乳ではとうてい及ばない（もちろんカロリーや栄養素の面だけは計算されていますが）まさに自然のたまものなのです。

3歳頃までに確立される腸内細菌が、生涯にわたる健康状態、病気になりやすさ、病気になった時の体の反応などの基本的なパターンを決定しています。とくに、生後すぐに確立される腸内細菌がその方向性を決定すると考えて良いでしょう。腸および腸内細菌の状態が人の健康にとって最も大事なのです。

●母乳がお母さんに与えるメリット

母乳には子どもだけでなく、お母さんに与える様々なメリットもあります。

①子宮収縮を促し、産後の回復が早くなる
②オキシトシン（愛情ホルモン、幸せホルモン）が分泌され、赤ちゃんとの愛着形成が進みやすい
③マタニティブルーを軽減する
④乳がん、卵巣がん、子宮がんを予防する
⑤産後肥満の予防
⑥更年期障害の予防
⑦人工乳を作る手間が要らない

このように、母乳には計り知れないほどのメリットがありますので、可能な限り母乳育児（と

くに完全母乳）をお勧めします。

●すべての場合に母乳を優先させるということではない

できるだけ母乳育児を続けてもらいたいという理由で、母乳のメリットを中心にまとめましたが、もちろん、すべての場合に母乳を優先させれば良いというわけではありません。どうしても母乳が出なかったり、母乳育児にこだわるあまりに母子に悪影響が出るなど、様々な状況により母乳育児を続けられない場合もあるでしょう。

現代の女性は仕事復帰、周囲の環境、マタニティブルーと相まってあらゆる産後トラブルに悩みながら育児をされていることも多いと思います。その時の状況に振り回されないように、育児する側、支える側の双方に根本的で長期的な見直しと理解が必要です。

大きなトラブルが起きてからでは、心身ともに母乳育児を続けられないのは当然かもしれません。母乳育児を妨げる要因（環境、母体、精神面）を、できる限り妊娠中（厳密には妊娠前）に整えておく必要があります。

仕事をしながら無理なく自分のペースで母乳育児ができる方法もあるようです。フルタイムで働きながら母乳育児を楽しんでいる方もたくさんいます。一大イベントであるお産が、母子にとって本当の意味で納得し、満足できるものであることも大切です。

完璧に母乳育児ができなくとも、出産直後から、たとえ少量でも、せめて初乳だけでも、というようにできる限り母乳が与えられる状況を作ってみてほしいと思います。母乳育児に詳しい地域の助産師などに相談してみると良いかもしれません。

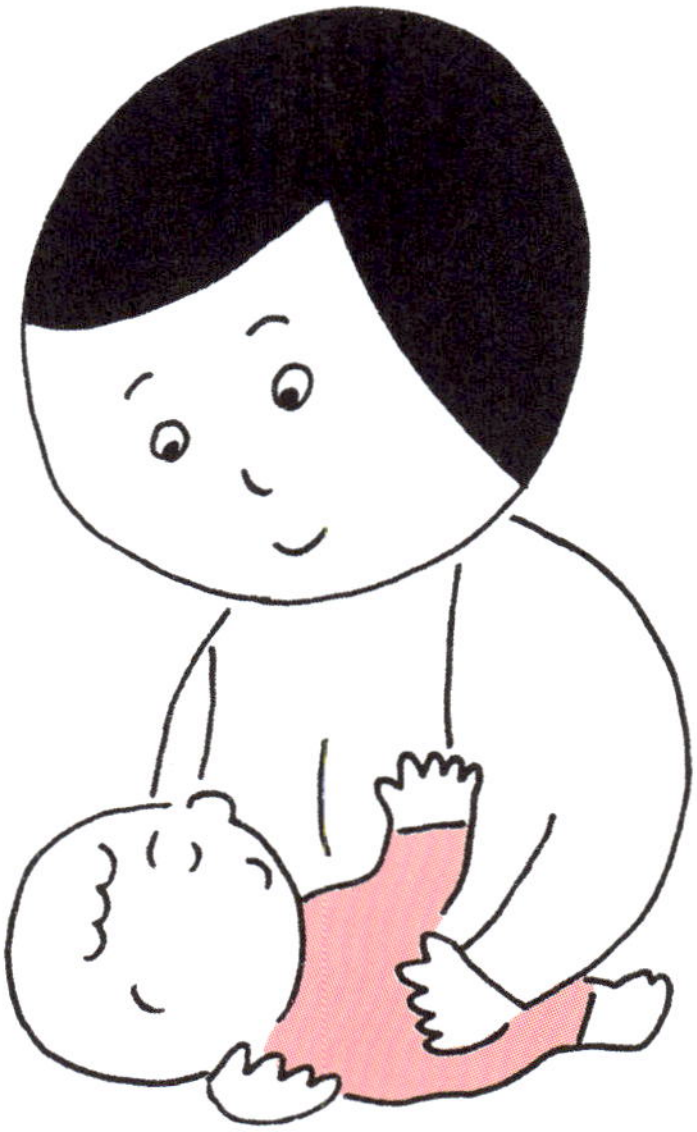

母乳が出ない時、詰まる時の対策

母乳育児をする際に最も問題になるのが、母乳が出ないか、不足している場合でしょう。あるいは、赤ちゃんがうまく飲めない、などの問題もあります。

母乳育児では、人工乳育児と違って母乳が不足しているかどうかがわかりにくいことがあります。母乳が出ないという悩みを抱えるお母さんが多いのですが、ただの思い込みであったり、対処法を知らない、退院後の母乳・育児に関する適切なサポートが少ないことも大きな理由になっていると思います。

もちろん母乳が不足することで、子どもの成長や発達に問題が出る場合もあるので注意が必要です。母乳不足を疑うサインとして、一般的には以下のものが挙げられます。母乳直後でも満足せずにすぐに泣く、授乳間隔が短い、授乳時間が短かすぎか長すぎ、おしっこが少ない、うんちが少ないなどです。

しかし、これらの症状は個人差や体調、機嫌などにより変化しますので、一概に母乳不足だけのせいとは限りません。**確実に母乳不足が疑われるのは、体重増加が少ない場合と、おしっこが**

少ない場合の２つだけです。

体重増加に関して、出生後に体重は一時減少しますが、ほとんどは生後1週で、遅くとも生後2週には出生体重に戻ります。その後の体重増加は個人差が大きいのですが、平均で1日20g以上増えているなら問題ありません。とくに体重増加曲線は気にしすぎなくても大丈夫です（「身長、発育曲線の見方・考え方」P.173を参照）。体重は毎日見るよりも、1週間くらいの平均を見ます。

おしっこが少ない場合とは、回数が1日に6回未満で、色が黄色の濃いおしっこになった場合は注意が必要です。体重の増えが悪い、あるいはおしっこが明らかに少ないようなら、無理せず人工乳を与えることを選択すると良いでしょう。

長年培ってきたお母さんの体質は、残念ながら、妊娠してから、あるいは子どもが生まれてから対処してもすぐには変わりません。本来は妊娠前からの体作りが大切になります。赤ちゃんが生まれてからでも、母乳不足の対処はお母さんの体調を整えるのが第一です。十分な睡眠をとる、体を温める、ストレスをためないことなどが大切です。

●母乳育児をうまく進めるポイント

母乳育児がうまくいくかどうかは、生まれた直後からの哺乳の仕方が最も大切です。哺乳は、母乳を作り、出すという母の作業と、母乳を出させ、飲むという子どもの作業が両方ともスムーズに行われる必要があります。

授乳に関係するホルモンにはプロラクチンとオキシトシンがあります。プロラクチンは母乳を作る作用があり、赤ちゃんが乳頭を刺激すればするほど、分泌が増えます。オキシトシンは母乳を出す作用があり、別名「愛情ホルモン」とも言われ、お母さんが五感で赤ちゃんを感じたり（見る、触れる、においを嗅ぐ、泣き声を聞くなど）、考えただけでも分泌が増えます。ですから、**頻回に授乳を繰り返すことと、お母さんと赤ちゃんのスキンシップが密になることにより、母乳の分泌量や回数が安定してきます。**

最大のポイントは、子どもの飲む欲求に合わせることと、頻回に授乳することで、そのための環境を以下のようにできるだけ整えます。

①生後すぐ母親と赤ちゃんを接触させる（帝王切開の場合も同様。

子どもの状態に問題がなければ）
②生後30分以内に哺乳を開始する
③母子同室にする
④母乳以外の水分（白湯、糖水、人工乳）を与えない
⑤時間を決めるのではなく、赤ちゃんが欲しがるたびに哺乳する
⑥哺乳瓶、おしゃぶりを与えない

授乳量や授乳回数は個人差が大きく、決まったものはありません。はじめは少なくとも1日に10回くらいは哺乳させます。1日に20回を越える場合もあります。

●仕事復帰などで、母乳育児を途中でやめる場合

早期の母乳育児が順調にいった場合でも、お母さんの復職などの理由により母乳保育を途中で断念する方もいます。赤ちゃんが母親やおっぱいに依存しすぎてはいけないから、母親のいない環境に慣れさせ、あえて子どもとの触れ合いを避けるように訓練しなければいけないと考える方

もいます。

しかし、先にも述べたように、産後早期から母子が十分に触れ合い、母乳育児を存分に行うことでかえってお互いの安心感と信頼感が深まり、母親自身が赤ちゃんとの関係に自信を持つことができます。当然母と子は密接につながっていますので、赤ちゃん自身も絶対的な安心感をベースに持つことができ、自己肯定感を持つことにもつながっていくと考えられます。

この場合でも、復職するまでの間に、授乳回数や搾乳など授乳方法を調整したり、乳房トラブルを防ぐための手技や知識を習得するなど、可能な限り母乳育児を続けられる工夫をしてみるといいでしょう。そのためには家族の協力や職場の理解も必要になります。母乳育児に関わる地域の保健医療従事者、母乳育児専門の助産師などのサポートを適切に受けながら、母乳育児を続けられるような環境を作っていただきたいと思います。

適切に搾乳された母乳は、室温でも6時間、冷蔵で3日、冷凍なら数ヶ月間保存できます。

●授乳中のお母さんの食事

実際にお母さんが摂取した食べ物が、どこまで赤ちゃんに供給され、どのように影響するかは科学的に証明できるものはありません。制限することが栄養不足や母乳不足につながるので特別食事の制限をしないという考え方もあります。

しかし、食べ物が体を作っており、健康に最も大切な腸内細菌の状態にも関係しますので、間接的には、やはり母乳の量や内容にも影響を与えると考えていいでしょう。**しっかりとごはんを食べ、「まごわやさしい」に沿った伝統的な和食をとる**ことが最善だと思います。

明らかに控えた方がいいものは、不自然な化学物質です。トランス脂肪酸、食品添加物、遺伝子組み換え作物、放射性物質を含む食べ物などは控えましょう。

次に、乳・乳製品、肉類や油物は、腸内環境を悪くし、母乳を詰まらせる原因になるという意見があります。あくまでも経験上ですが、四つ足動物は人間の体温より高いためか、乳製品を含む動物性脂肪を授乳中にとることによって詰まると実感される方が多くいます。

また、砂糖の多いお菓子や果物のとりすぎも体を冷やし、母乳が不足する大きな原因と考えられます。これらは、少量にしたり加熱するなど、とり方を工夫しましょう。

食事以外に気をつける点は、**水分を多くとる**ことです。母乳の成分のほとんどは水分です。とくに夏場は発汗などにより多くの水分を失いますので、その分と合わせて水分を多めにとる必要があります。

水分としては番茶、ほうじ茶、玄米茶、麦茶、たんぽぽ茶、手作りの野菜ジュースや野菜スープなどがお勧めです。コーヒーや緑茶、ウーロン茶などカフェインが含まれるもの、ビールやお酒などのアルコール飲料、砂糖や人工甘味料が多く含まれる清涼飲料水やスポーツドリンクは控えましょう。

●乳房のトラブル

片方の乳房の一部にしこりができ、皮膚が赤くなる場合は**乳管の詰まり**が考えられます。この場合は、詰まっている方の乳房から頻回に授乳します。母乳は赤ちゃんのあごの縦のラインに沿って吸引される特徴があるので、詰まっている部分に赤ちゃんのあごがくるように授乳の位置をもっていくのがポイントです。

片方の乳房が固くふくれあがり、皮膚が赤くなって激しい痛みが出る場合は**乳腺炎**です。発熱や全身のだるさなどを伴うこともあります。乳管の詰まりがひどくなったり、そこに感染を起こすことが原因です。緑黄色の乳汁が出てくることもあります。

体全体やしこりの部分を温タオルなどで温めながら、詰まりが改善するように、乳房全体をマッサージしながら乳管を開通させるように搾ります。お風呂や足湯につかりながらでも良いですし、生姜のすりおろしと梅干し番茶など、血液の巡りが良くなるものを飲み、体全体を温めるのも良いでしょう（炎症に対して、冷やした方が心地よいと感じる場合は芋湿布やキャベツの葉を当てるなど、マイルドに熱を取る方法を用いると良いでしょう）。

この際、強く押さえたりしごく必要はありません。乳腺炎は、みるみるうちに症状が悪化することがありますので、母乳育児のサポートを受けられる近くの助産院や地域の保健医療従事者などの情報を把握しておくと良いでしょう。飲ませ方やマッサージの仕方などの指導を受けることができます。

感染の状態がひどければ病院で抗生剤を処方されることがあります。薬を飲んでいる間は赤ちゃんに授乳ができないので、可能な限り乳腺炎にならないような生活を心がけることが大切です。

断乳・卒乳の時期に決まりはない

母乳を止める時期（断乳）に決まりはありません。最近は卒乳ともいいます。子どもが止める時期を教えてくれるのが理想ですが、子どもやお母さんの状態や体調など様々な要因で変わります。

お母さん側がおっぱいをあげることが身体的に、あるいは精神的に苦痛になることもあるようです。次の妊娠を考えている時も同様です（授乳に関わるホルモンが排卵を抑制するため、授乳中は次の子ができにくくなると言われています）。その時は、お母さんが子どもに「おっぱいをやめたいこと」を丁寧に伝えていきます。言葉がわからない子どもでも、思いは必ず伝わります。

様々な意見がありますが、私個人としては、**子どもの欲求があり、お母さんがつらくなければ何歳まででも母乳を続けて良い**と思っています。最低でも2歳を過ぎるくらいまでは母乳を続けるのがいいと考えています。母乳は強力な安心感を子どもに与えてくれますし、1歳を過ぎてからも、栄養面のサポートや免疫的な効果も認められるからです。

母乳を与えているかどうかにかかわらず、離乳食は通常通り進めていきましょう。生後5～6ヶ月を過ぎてからは母乳だけでは必要な栄養を満たすことが困難になりますので、母乳と離乳食を併用することが大切だと思います。

栄養源が母乳メインでなく、しっかり食事に移行していれば、それほど母体に悪影響を与えることはないと考えます。**ただし、子どもが大きくなり、コミュニケーションをとれるようになったら、母乳以外のスキンシップを積極的にとる必要があります。**どんなに親密な親子でも、いずれ子離れ、親離れして自立していかなければなりません。子どもの別の欲求を無視して、大人しくなるから、などの一時しのぎで母乳を続けることは問題です。

ちなみに、わが家では子どもが2歳になると母側が心理的におっぱいを与えることが快感でなくなり、子どもに「お母さんはおっぱいをするのがつらくなってきたから、そろそろやめたい」ことを伝えました。子どももおっぱいがあるから食事をわざと食べないようになっており、息子自身も次のステップに進みたいと感じていたようです。大きなかぜを乗り越えた後で、心身ともに自信に満ちている時でもありました。親子の欲求がぴったり一致したのだと思います。

それまでくせのように飲んでいたおっぱいでしたが、息子の機嫌を特別にとることもなく、お互いの涙もなく、あっさりとおっぱいを離れました。卒乳後は、スキンシップのおっぱいも一切要求することはなく「おっぱいはもう飲まないよ」と、妹が生まれた今も明るく話しています。

母乳については様々な意見があり、周囲から様々な情報を得ることが多くあると思います。人に影響されるのではなく、子どもと家族の今後を真剣に考え、卒乳・断乳を決めたら、胸を張って子どもを導くことが最も大切です。

離乳食開始の目安は生後5ヶ月。むやみに遅らせるべきではない

離乳食をいつ頃から始め、どのように進めていくのか、あるいは、離乳食の内容をどのようにするのかについては様々な考え方があり、情報が多すぎて迷われる方が多いようです。まずは私の離乳食についての基本的な考え方を説明し、その後に具体的な進め方を述べていきます。

生まれてすぐの赤ちゃんでもすぐに上手に母乳を飲めますが、これは胎児の時に、お母さんのお腹の中でその準備ができているからです。同じように、離乳食が始まる前の母乳や人工乳しか飲んでいない時も赤ちゃんは毎日着実に発達し、離乳食が始まる準備をしていくのです。

離乳食が順調に始まり進んでいくためには、母乳や人工乳を飲むこととは違う成長と発達が必要になります。とくに歯の生え方、舌の動かし方、唾液の出方、噛む力、噛む運動、液体ではなく固形物を飲み込む(嚥下《えんげ》する)力、さらには味覚が発達していくことが大切で、これらのすべてが協調して発達していきます。

これらは、さらに自我の芽生え、言葉の発達、腸内細菌の確立、全身の神経発達、発育とも連動しており、すべてが相互に影響を与えて進んでいきます。離乳食の進め方は、その後の口腔

（舌やあご）の発達、歯並び、噛み合わせ、鼻呼吸（口呼吸をしない）のためにもとても大切で、これらがその後の生涯の健康にも大きく関係していくことがわかってきています。

よくある考え方に、できるだけ離乳食を遅く始めた方が良いというものがあります。離乳食の中でもとくに早期のタンパク質の摂取がアレルギーなどの発生に関係するため、遅く始めようとする人も多く見られます。極端な例では2歳半位まで、人工乳を追加してでも離乳食を与えない方が良いと考えている人がいます。

私は、これらの考えには全く賛成できません。**離乳食を適切な時期に適切な方法で始めないと、右で述べたすべての発達に影響が出る可能性がある**からです。

さらに近年、消化吸収機能が未熟な乳幼児に早期のタンパク質の負荷がかかることにより、消化管が傷つき、腸がぼろぼろになるいわゆるリーキーガット症候群（以下ＬＧＳ）という病態との関連が考えられてきています。ＬＧＳは医学的に認められる正式な病名ではありませんが、多くの病態を説明できますので、広く認知されるようになってきました。

ＬＧＳでは正常な消化管では吸収しないような未熟なタンパク質やウイルス・細菌などの病原

体、重金属、化学物質などを体内に取り込んだり、カビが繁殖することなどにより、アレルギーや自己免疫疾患、生活習慣病、自閉症を含めた発達障害、精神疾患、認知症などを引き起こすとされています。

私は、このような病態が全くないとは考えていませんが、LGSの本質は腸内細菌の異常だととらえています。腸内細菌が健全であればLGSのような病態は起こりえません。つまり、LGSの原因は早期のタンパク質の負荷ではなく、腸内細菌の確立や組成にダメージを起こす食べ物や生活（抗生剤、帝王切開、人工乳、ワクチン、食品添加物、冷たい食べ物、加工食品、抗菌グッズなど）の結果にあるということです。本書に示したような生活に気をつけていれば問題になることはないでしょう。

ちなみに、私は乳児湿疹のお子さんに対してステロイドを使用しない治療を指導しています。**重症の乳児湿疹により湿疹が火傷のように全身に広がる子がいますが、このような子では離乳食をむしろなるべく早くに開始します。**早く開始すればするほど湿疹も早くに改善します（詳しくは「乳児湿疹・アトピー性皮膚炎に共通の対策」P.218を参照）。それが、その後のアトピーの発症につながった例は見たことがありません。

離乳食の進め方

次に離乳食の内容についてです。私は**特別に離乳食を作ったり用意したりする必要はない**と指導しています。子どもだけが食べる離乳食を準備することはなく、ご両親が食べている食事と同じものをすり潰したり、刻んだりして食べさせれば良いのです。

人はずっと以前は、主にお母さんがよく噛んだ食べ物を口移しで子どもに与えてきたのです。これが本来の離乳食です。これと同じことを現代人がする必要はありませんが、大人の食べるものを数品取り、食べやすい形にして子どもに与えれば良いのです。同じものとは言っても子どもの発育に応じて固さや大きさは調節していく必要があります。**味付けもはじめは薄味にしますが、離乳食が進んできたら大人と同じものでいい**のです。ただし、あまりに辛いものや苦いものなどは常識的に避けてください。

では、具体的な離乳食の開始時期と進め方を説明します。発育や発達の個人差は大きく、何ヶ月になったら何を始めなければならないということはありません。その子に応じて調節する必要がありますので、ここで示すのはあくまで一つの目安と考えてください。

まずは離乳食を始める時期ですが、一般的には生後5ヶ月頃から視覚、聴覚、触覚などとともに味覚も出てきますので、この時期に離乳食を開始して母乳や人工乳以外の味を体験させることが味覚の発達のためにもとても大切です。

以下初期、中期、後期、完了期に分けて、唇の開閉、舌の動き、体の発達の特徴などを示し、離乳食の進め方を示します。とくに体の発達との関係は、山口平八さんと清水フサ子さんの著書『子どもの「手づかみ食べ」はなぜ良いのか?』(IDP出版)に詳しいので参考にしました。

離乳初期(5~7ヶ月)

唇をうまく閉じることはできませんが、舌の前後運動で食べ物を前から後ろに送ることができる時期です。うつぶせにさせて、ひじや手をついて頭や上半身を高く持ち上げ、片手で支えられれば離乳食を開始して良い状態です。歯は下の前歯(門歯《もんし》)が生え始めます。

この時期の離乳食はスプーンを体の正面から入れ、まっすぐに引き、舌の前の部分にのるようにするのが良いでしょう。食べ物を上の唇や歯にこすりつけないように与えます。5ヶ月は液体状のもの、たとえば白湯、野菜スープ、重湯などとし、柔らかくても固形物は6ヶ月から開始します。

離乳中期（7〜9ヶ月）

唇をかなり閉じることができ、舌の上下運動が出て押し潰そうとする動きが出てきます。腹ばいからずりばいで前進し、その後ハイハイが始まる時期です。腕を突っ張り手のひらで上半身を支えて移動できることと四つばいでハイハイできることが、それぞれあごの上下運動「噛み噛み」ができることと顔の周りの筋肉を持続的に上下運動できる目安になります。親指と人差し指の2指でモノをつまみ始めます。

手づかみ食べを始めますが、この時期はうまく口に持っていけません。親指と人差し指で潰せるくらいの固さにし、スプーンで舌の前から中ほどのところに離乳食がのるようにします。スプーンは小さいものを使い、少しずつ与えます。1回量が多いと飲み込むだけになり、この後の噛みが出てこなくなるので注意しましょう。

離乳後期（9ヶ月〜1歳3ヶ月）

唇を閉じることができ、舌が左右に動くようになる時期です。舌で歯ぐきに運んで（臼歯《きゅうし》はまだ生えていない）すり潰すこと、つまり「噛む」が始まります。歯が上下の前歯4本になります（上下の門歯）。神経発達では1人で立ち、歩き始めます。単語が出始めて数が増えてきます。親指、人差し指、中指の3指でモノをつまむことができます。

手づかみ食べのかなりが口に入り始めます。中期よりはやや固いものも取り入れ、まず前歯で噛むことを教えることが大切です。この時期からスプーンをテーブルに出しておきますが、使い方を教える必要はありません。

完了期（1歳3ヶ月～）

前から3番目の犬歯をとばして上下左右に3番目の第一乳臼歯が生え始めます。様々な味（すっぱい、苦いなど）の食べ物を増やします。さらに固いものや大きいものを準備して大人の食事に近づけます。自我が発達してぐずったり、好き嫌いが出やすくなります。

その後の発達の目安を示します。

1歳後半頃にスプーンで上手に食べられるようになり、手づかみ食べが終了になります。発達では二語文が出始めます。

2歳頃からテーブルに箸を置きます。使い方を教える必要はありません。

2歳後半から箸を持ち始めます。

3歳で20本の乳歯がほぼすべて生えそろいます。

4歳くらいで箸を上手に使えるようになります。子どもは模範により多くのことを学習します。

一緒に食事をする親御さんが箸を上手に使えていることが大切です。

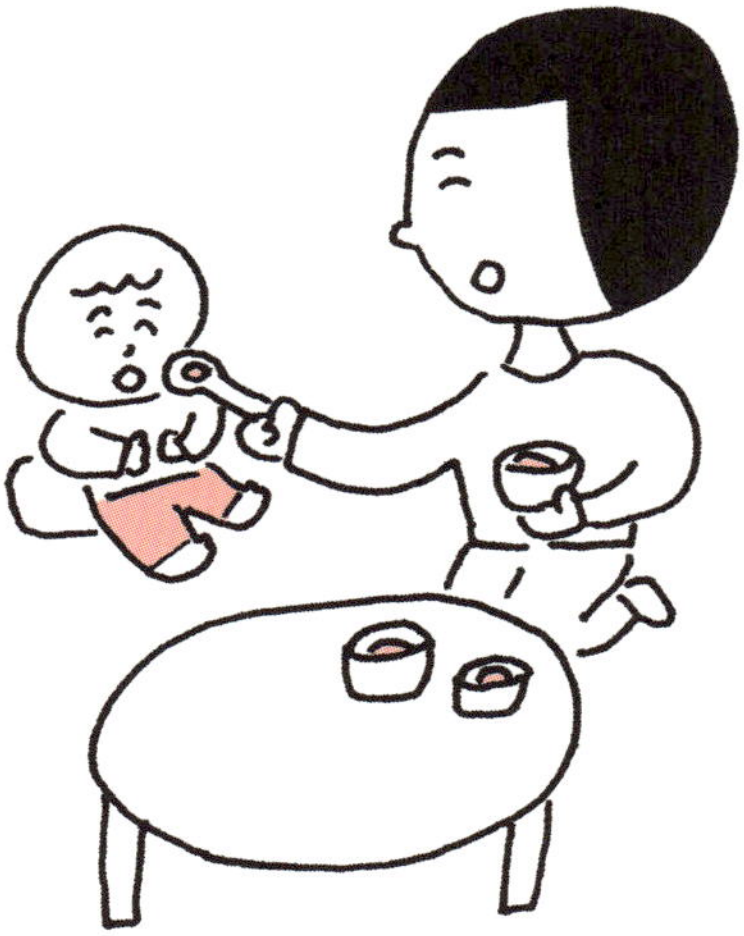

身長、発育曲線の見方・考え方

子どもの発育には「成長」と「発達」があります。先述したように、成長とは身長や体重などの体の大きさが増えていくことで、発達は言葉や知能などの機能が増えていくことです。

ここでは、子どもの成長についての考え方を示します。自治体により行っている月齢が異なりますが、乳幼児健診（3歳くらいまで）では、毎回体格をチェックします。身長、体重、頭囲、胸囲が測定されることが多いと思います。さらに計測した身長と体重から肥満の状態をカウプ指数で評価します。

母子手帳には、これらの標準的な推移を示した成長曲線が付属しています。1歳までの乳児身体発育曲線と6歳までの幼児身体発育曲線があり、男の子と女の子でも異なります。このデータは厚生労働省が10年ごとに行っている、全国の乳幼児を対象とした発育調査のデータをもとに、体重や身長を男女別に集計して成長推移をグラフにしたものです。いずれも、帯のような線が書かれていて、この範囲に全体の94％の子が入る範囲を示しています。つまり、子どもを１００人並べた場合、上の線は上から3人目、下の線は下から3人目位の値になります。

●成長や発達は個性の一つ

健診のたびに子どもの成長を確認できるのは親として最大の喜びです。しかし、**標準から比べて大きい、小さいなどと一喜一憂する必要は全くありません。**

まず大切なのは、成長や発達は遺伝や体質の面が大きいということです。個性の一つと考えるのがいいでしょう。個人が今、平均から比べてどうかということ、あるいは、個人の変化を見るもので、他の子と比べて評価するものではありません。

また、線から外れているからといって1回の計測だけで評価するものではなく、乳幼児の成長はとても速いので経過を追うことが大切です。

この時期の成長に大きく関係するものとして、母乳か人工乳かの違い・哺乳量、離乳食の開始時期・量・進め方、運動（活動）量、かぜや胃腸炎などの通常かかる病気などがあります。

また、**乳幼児期の肥満ややせは、よっぽど偏った食事法をしていない限り将来の体格に関係しないことが多いですから、標準値にこだわる必要は全くありません。**

しかし、いくつかの病気の発見につながる場合がありますので、注意すべき点を以下に示します。

●発育曲線で注意すべき場合

病気が背景にある場合の成長の特徴は次のとおりです。

① 著しく線から外れている
② 短期間に急に横ばいになる、あるいは落ちる、上がりすぎる

このような場合には、脳下垂体や甲状腺、副腎の病気が背景にあることがありますので、小児科を受診するのがいいでしょう。これらの病気の多くは生まれた時に行う先天性代謝異常検査（マススクリーニング）でほとんどはチェックされています。

頭囲の異常として、大きい場合は水頭症、小さい場合は頭蓋骨縫合早期癒合症（狭頭症、小頭症、アペール症候群）などの病気があることがありますので、この場合も詳しい検査が必要になることがあります。

幼稚園や小中高校、大学では児童、生徒の学校健診が行われます。こちらも身長と体重の成長曲線基準図がありますが、これは、２０００年（平成12年）の厚生労働省と文部科学省の報告をもとに作成されています。この時期の肥満ややせは肥満度で計算されることが多いです。

この時期の成長に異常が起こる病気には、脳下垂体・甲状腺・副腎の異常、糖尿病、腸管の病気、染色体異常、神経性食思不振症、脳腫瘍などがあります。乳幼児の時と同じように、経時的な変化を見ることが大切で、急に成長が落ちたり、進んだりしていないかを確認していれば良いでしょう。

発達障害について

発達障害という言葉を耳にすることが多くなりました。アメリカの疾病管理予防センター(Centers for Disease Control and Prevention: CDC)の2015年の報告では、児童の17%に何らかの発達障害を認めると報告しています。

日本でも、2012年に文部科学省が行った調査では、普通学級の児童の6・5%に発達障害が疑われています。同時期に普通学級ではなく、特別支援教育を受けている児童は全体の2・9%ですので、合わせて約10%、つまり10人に1人の子どもに障害を認めることになります。子どもだけではなく、大人になってから検査を受け、発達障害の診断を受けるケースも急増しているとされています。

発達障害が増えている原因には様々なものが挙げられていますが、疾患概念、定義が次々と変わり、多くの状態を含むことになったことと、診断基準が普及したことで発達障害自体の認知度が高まり診断できるようになったことが主な理由と言われています。昔は見逃された「ちょっと変わった子」や「落ち着きのない子」が発見できるようになったというものですが、私が小中学生だった頃は、明らかに生きにくさを感じさせるような子はほとんど見られなかったと思いますので、実数としても増加していると思います。

発達障害とは何か

まずは、発達障害とは一般的にはどのように理解されているのかを述べます。

日本における法律上の発達障害の定義は、2004年に制定された最新の「発達障害者支援法」によると「『発達障害』とは、自閉症、アスペルガー症候群その他の広汎性発達障害、学習障害、注意欠陥多動性障害その他これに類する脳機能の障害であってその症状が通常低年齢において発現するものとして政令で定めるものをいう」とされています。

これは法律上の定義であり、医学的な診断名や診断基準とは異なります。日本では生まれつきの障害というとらえ方ですが、アメリカのCDCでは、いつでも開始しうる障害としています。

精神医学で使われている国際的な診断基準は、主に以下の2種類あります。
1、WHOによる国際疾病分類であるICD（疾病及び関連保健問題の国際統計分類：

International Statistical Classification of Diseases and Related Health Problems の略で最新は１９９０年のＩＣＤ-10）

2、米国精神医学会によるＤＳＭ（精神疾患の診断・統計マニュアル：Diagnostic and Statistical Manual of Mental Disorders の略で最新は２０１３年のＤＳＭ-５）。

重要なのは、ＩＣＤ-10とＤＳＭ-５では分類体系が一致していないことです。

このように、定義も分類も異なるものが多いのですが、簡単には、

①特性であり病気ではない

②脳の器質ではなく機能の障害である（遺伝と環境の両方の要因による）

③発達のアンバランスにより、周囲の環境や人との関わりに適応できずに生活に困難が発生する障害と考えていいでしょう。特徴としては、得意、不得意の差が非常に大きい、多くの人と考え方・とらえ方が異なる、勉強の理解や進め方が違う、注意の集中や持続ができない、感覚刺激に対して過敏、衝動性があるなどです。

発達障害にはどのようなものがあるか、代表的なものについてごく簡単にまとめます。実際には、それぞれを厳密に区別できずにいくつかの障害が重なって診断されることも少なくありません。

①広汎性発達障害（PDD: pervasive developmental disorders）＝自閉症スペクトラム障害（ASD: Autism Spectrum Disorders）

対人関係・社会性やコミュニケーション能力、イマジネーション能力に障害があり、物事に強いこだわりがあります。また感覚が異常に過敏（または鈍感）であったり、柔軟に思考することや変化に対処したりするのが難しい状態です。

②注意欠陥・多動性障害（AD/HD: Attention-Deficit/Hyperactivity Disorders）

「落ち着きがない」「集中力がない」などにより社会的な活動や学業、日常に支障をきたします。特徴は不注意、多動性、衝動性、叱られると落ち込むなどです。

③学習障害（LD: Learning Disorders または Learning Disabilities）

全般的な知的発達に遅れはないが、読む・書く・聞く・計算などのある特定分野における理解や能力の取得が極端に困難な状態です。

④ 知的障害（ID: Intellectual Disabilities）

知的な発達の遅れから、学習やコミュニケーション、認知などに困難が見られ日常生活や学校生活が困難な状態です。また、生活能力や適応能力にも困難が見られます。知的能力と適応能力の両方の側面から、軽度から最重度まで４つに区分されています。

保護者自ら、あるいは園や学校の先生により子どもの発達障害が疑われた場合、はじめに相談の窓口になるのは、かかりつけの小児科医、保健センター、子育て支援センターなどになります。これらから、専門の施設である児童発達支援センターや児童発達支援事業所などが紹介されることが多いと思います。

発達障害は病気ではないため、本来は必ずしも病院を受診する必要はありません。しかし、発達障害を診断できるのは医師だけですので、多くの場合、最終的には発達障害をみることのできる専門の医療機関の受診が勧められます。また、後述の児童福祉法により定められている支援を受けるために医師の診断書が必要になる場合も多いです。

診断しているのは、いわゆる向精神薬を処方している医師である、児童精神科医、精神科医、心療内科医やごく一部の小児神経科医、神経内科医などです。医師の中でもとても限られており、通常の小児科医やその他の科の医師はほとんど診察していないと思います。

現時点で発達障害を根本的に治す治療法はないとされており、対処には大きく分けて教育や療育（心理社会的アプローチ）と、症状をコントロールするための薬物療法があります。

発達障害のある18歳未満の子どもへの教育や療育支援は、主に児童福祉法により、障害のある子どもが施設に通ってサービスを受ける**障害児通所支援**と、施設に入所させ支援を行う**障害児入所支援**が定められています。

障害児通所支援には、小学生未満を対象とした児童発達支援（児童発達支援センターや児童発達支援事業所などで行う）や、就学児が授業後や休みの日に通う放課後等デイサービスなどがあります。これらの支援を受けるためには受給者証が必要で、給付が認められた場合は1割の費用でサービスを受けることができます。

●発達障害についての現在の問題点

次に現在の発達障害についての問題点をまとめます。

発達障害の診断ができるのは医師のみであるため、家庭も園も学校も支援センターも医師に頼る傾向が強いのですが、発達障害は、近年急速に広まった概念であり、定義や診断・対処・治療の仕方は定まったものがありません。ですから、適切に診断、指導できる医師は少なく、またそのための情報が整っていません。

現代の日本では、ちょっとした人との違いをすぐに発達障害に結びつける傾向があることと、簡単な問題解決のために、安易に診断、薬の処方が行われているのが現状です。

まず、診断に関してですが、**発達障害に見られやすいとされている症状の多くは、障害のない多くの子どもにも見られるものであり、正常と異常の明確な区別は不可能です。**たとえば、空気が読めない、長い間座っていられない、相手の意図を汲み取れない、感覚が鋭敏、教科による成績の差が激しいなどの発達障害の特徴とされる症状の多くは、家庭環境、教育環境、病気、対人関係などの要因でも生じるとされています。

そして、**発達障害の最も大きな問題が、安易な薬の使用です。**安易な薬の使用につながる理由は、保護者や家族、園や学校、支援所のすべてが薬を処方することによって問題を解決するのが良いと考えるからであり、またそうせざるを得ない状況があるからです。

保護者や家族が本やネットから得られる情報には、病院受診や薬を飲むのが当たり前のような言説があふれています。日本では、専門家である医師の判断に対して自分の意見を言えない雰囲気がありますし、発達障害は本来は病気ではないのですが、病気だから医者にかかり、薬を飲めば治ると考える人が多いのが現状です。

なにより、発達障害の子を持つ親は、心身ともにとても追いつめられており、薬に頼ってでも現状をなんとかしてほしいと考えています（たとえば、生活を維持するため、凶暴性など強い症状を抑えるため、他の人の迷惑になるのを防ぐため、世の中に適応するためなど）。

園や学校の職員には権限がありませんので、まずは医療機関の受診をご両親に勧めることが多いと思います。また、何かあった時に学校の責任になるのを避けるため、他の保護者を納得させるため、実際に授業が成り立たないためなどの理由により、安易に投薬を勧める場合もあります。

●発達障害に対する薬の問題点

では、薬の問題点を解説します。**まず、発達障害に対する薬はすべて対症療法で、根本に治す**

薬ではありません。薬は本来、日常生活の妨げとなる症状を和らげるためのものですが、実際は薬で症状が抑えられることによって大人しく、扱いやすい子どもになるため、使われ続けることが多いのです。

実際に子どもの向精神薬（いわゆる精神科で使われる薬で、精神に作用する薬＝個性を変化させる薬）投与が急増しており、安易に処方されているという実態があります。

精神科で使われる薬に共通する特徴として、以下のような様々な問題があります。

①依存性がある（止めた時の離脱症状＝リバウンドが出やすい）

②抵抗性が出やすい（次第に薬が効かなくなる）

③副作用の頻度が高い、さらに新たな精神症状を出現させやすい

④他害行為、自傷行為、暴力性が出やすい

⑤多剤大量投与につながりやすい

発達障害に対して使われる薬の種類としては、以下があります。

①発達障害のもともとの特性（多動や凶暴性などの一次障害）自体に対する薬

②発達障害による生きにくさからくる二次障害（うつや不安障害、不登校や引きこもり）に対

する薬

③ 発達障害に付属する精神症状に対する薬

④ 薬の副作用に対する薬

とくに攻撃性、衝動性、反復行動、睡眠障害、うつ症状、妄想・幻覚などの精神症状を認める場合は、もともとの特性によるもの、新たに出現したもの、薬の副作用によるもの、薬を止めた禁断症状によるものがありますが、これらを区別することはとても困難になります。

しかし、いずれの場合も症状を抑えるためにありとあらゆる薬（抗うつ薬、精神刺激薬、抗精神薬、抗不安薬〈睡眠薬〉、抑制薬など）が使われ、徐々に多剤大量使用になりやすく、さらに薬により修飾された新たな症状が加わることになります。

発達障害に対しては様々な薬が処方されますが、現時点で発達障害に対しての専門の薬があるのはＡＤＨＤ治療薬だけであり、最も処方されていますので、簡単に解説します。

ＡＤＨＤ治療薬は、メチルフェニデート徐放剤（商品名コンサータ）とアトモキセチン（商品名ストラテラ）のどちらかが処方されることがほとんどです。コンサータはノルアドレナリンとドーパミンの、ストラテラはノルアドレナリンの再取り込みを阻害することにより脳を覚醒させる覚せい剤と類似の作用を持っています。

これらの薬は、日本の書籍では60〜90%もの効果があるとされ、ネットの個人ブログなどでも劇的な効果を絶賛しているものがほとんどです。しかし、イギリスなど海外の大学で使われる教科書では約50%ほどの効果であり、さらに重大な副作用が出ることがあるとされています。

海外での子どもに対するADHD治療薬の長期的な効果については、否定的なものが多く、3年以上の服薬では、服薬の有無により症状の優位差が全く見られなくなり、それ以降はむしろ症状の悪化が見られたり、幻覚などの精神症状を引き起こす可能性が指摘されています。使い続けることで、将来社会に適応することがむしろ難しくなることが予想されるのです。

いずれのADHD治療薬の副作用も75〜80%ととても高率に発生し、食欲減退、頭痛、傾眠、不眠、腹痛、悪心などが主になります。

●発達障害に対する私の考え

次に、発達障害に対する私の考えをまとめて述べます。発達障害の多くは個性であり、個性をどこから障害と考えるのかは親や社会の考え方により大きく変わります。

現代社会は、あらゆるものを一定の枠内にはめなければならないと考える傾向が強すぎると思います。たとえば、子どもの身長や体重の増えはこの範囲でなければならない、ワクチンは受けなければならない、牛乳は飲まなければならない、子育ては親の責任である、発達障害の子どもは特殊な存在である、子どもは学校に行かせなければならない、子どもは親や教師の言うことを聞かなければならない……などです。

この枠を決めているのは、大人や社会の都合であることが多く、制限が強ければ強いほど生きにくさを抱える子どもたち（大人も同様です）が増えることになります。発達障害とは、この枠から外れ、社会に適応できない人を「障害」として新しい病気のように分類してしまいます。そして、周囲と違う行動や困った行動を起こす子を障害であるという理由をつけて排除しようとしているように見えます。

排除し、目の前から問題行動が消えれば、家族、学校、社会のそれぞれの日常は一見守られ、とりあえずの体裁を保つことができ、誰からも非難されなくなります。しかし、都合の悪いものに蓋をして見えなくする対応は、根本的な解決にはつながりません。

まずは、生きにくさを抱える子どもたちに対して、教育や療育などの最大限の支援をしていくことはとても大切だと思います。実際に、環境を調節し、自尊心を徹底的に向上させることで生きやすくなり、症状が大幅に改善する例があることがわかってきました。自尊心を育てるためには本人や家族、教師、介護者などの親密な関わりがとても大切になります。

私は医師ですので、発達障害の子どもに対して安易に薬を処方することが最大の問題と考えています。薬には先に挙げたようにたくさんの問題があります。また、多くの場合、薬を飲ませているのは親や学校の都合であって、それを「本人のため」という大義名分をつけながら子どもに負担をかけることにより解決しようとしています。

そして、薬でコントロールすることにより、①その子の本当の素の活動がみられなくなる。それにより、②子も親も教師も本当の子どもの姿に向き合わなくなることになります。まさに、その子本来の個性が変えられてしまうということです。

もちろん止むに止まれぬ事情で薬を服用する必要が出ることもあるでしょう。しかし、とくに精神に作用する薬は、可能な限りはじめから服用しないこと、せめて最小限の使用にとどめることが、将来のためにも、依存や副作用を防ぐためにも最大の対策なのです。

親は、薬での対処は子どもの問題の根本的な解決にはならないことを知り、可能な限り本来のその子と向き合い、受け止められる環境を整えることが必要です。また、教師やカウンセラーなどは、医師に紹介したり、薬をもらうように指導するのではなく、人と違うことを認め合えるように導いていただきたいと思います。

しかし、現代社会でこれらを行うことは難しく、周囲である学校や社会の考え方を変えていく必要があります。つまりは、家庭、学校、仕事、社会のありようが問われているのです。

一例を挙げますが、国際学力比較調査で常に上位のフィンランドでは、2016年に、教育のあり方について全く新しい方針を出しています。たとえば、教室という物理的な枠を廃止、個別のグループによる学習、生徒自身が学習の目標を設定し評価もする、暗記の重要性を低下させる、テストや成績は評価の一部ととらえるなどです。このような教育環境では、現代の画一的な教育で生きにくさを感じる子どもでも、個性や特性を生かし、自分の才能を伸ばしていけることが期待できます。

大切なのは子育てと同じで、子どもを一定の枠にはめるのではなく、はじめから理想通りにはならないことを知り、自分と違う人や多様性を理解することです。見て見ぬふりをしたり、自分には関係ない、という風潮の積み重ねが現代社会の現状を作っているのではないでしょうか。

問題を抱えた現状があるからこそ、「みんな違っていいんだ」ということを本当の意味でそれぞれが認め合い、社会を良い方向に転換するチャンスにしていけたらと思うのです。

●発達障害が増えている根本の原因とは

最後に、これだけ発達障害が増えている根本の原因を考える必要があります。一般には発達障害は遺伝と環境の両方が関係しているとされていますが、発達障害がアレルギーや自己免疫疾患などの現代病と同じように急増していることを考えると、遺伝ではなく生活環境の変化によるところが大きいと思います。

現代社会は、出産、食、生活、薬、ワクチン、環境など、子どもの心と体の健やかな発達に影響を及ぼすと言わざるを得ない背景がとてもたくさんあり、これらの複合が発達障害の根本の原因だと思います。つまり発達障害は、現代社会が問題を抱えているという子どもたちからのメッセージと考えることができます。環境の要因が大きいのであれば、発達障害にならないようにしたり、なった場合の症状を改善する方法があるということです。

たとえば、日本ではほとんど情報が入ってきませんが、欧米では、自閉症を含めた発達障害に対する食事や栄養療法が注目されており、高い効果を認めています。最も代表的な食事法にグルテンフリー、カゼインフリー（食事から一切の小麦と牛乳を抜く）の食事法があります。50％以上に何らかの症状の改善が見られるとされています。私は、この食事法に、さらにシュガーフリー（砂糖など甘い糖類を除く）を加えることをお勧めしています。

西洋医学だけにとらわれない総合的な研究では、発達障害の原因にアレルギー、リーキーガット症候群、イースト（カビ）コネクション、栄養障害、重金属、化学物質などが関係しているとされています。これらに対して、それぞれの対策をし、対症療法だけではなく、根本的な改善を目指す病院も増えつつある状況にあります。

これらのすべての状態に腸内細菌が大きく関係していますので、私は、腸や腸内細菌の状態を整えること（本書で述べた自然に沿った生活をすること）で発達障害の発生自体を防いだり、発症した後であっても症状を大きく改善できると考えています。

腸内細菌が脳の発達、自閉症、心の病気、人格・性格行動、学習、認知能力、ストレス応答などに及ぼす影響が次々と明らかになってきています。つまり、発達障害と思われる人の増加も数世代前からの不自然な生活の積み重ねの結果であり、これを日常生活レベルから自然な状態に戻すことにより、多くの問題を解決することができるでしょう。そして、それが未来の子孫たちにとっても良い選択になると思います。

第5章 アレルギー

アレルギーのある子どもが増えている

アレルギー性疾患（以下アレルギー）とは、通常は私たちの体を守るはずの免疫というシステムが、特定のもの（食べ物、花粉、ダニなど）に対して過剰に反応することによって体に害をなす病気です。つまり、免疫の働きを適切にコントロールできないために起こる病気で、非常にたくさんの病気が含まれます。

代表的なアレルギーには、食物アレルギー、アトピー性皮膚炎（以下アトピー）、喘息、アレルギー性鼻炎、アレルギー性結膜炎、花粉症、じんましんなどがあります。中にはアナフィラキシーショックのように命に関わるような重大な病気もあります。

アレルギーが起こるメカニズムは、即時型や遅延型、1型〜5型のようにたくさんに分類されていますが、原因となるもの（アレルゲンと言います）があり、通常の人は全く反応を起こさないものに対して反応するのが共通の特徴で「過敏症」とも言われます。身近にある物質、たとえば食べるもの、触れるもの、吸うもの、動物、金属、病原菌などのありとあらゆるものがアレルゲンとしてアレルギーを引き起こす可能性がありますが、何が原因となるのかは人によって全く異なります。

一番の問題は、アレルギー性の病気がものすごい勢いで増えていることです。たとえばアトピー性皮膚炎は、つい50年ほど前までは約1000人に1人、70年ほど前は約1万人に1人以下というほとんどない病気だったのです。アトピーという言葉の意味は本来「奇妙な」とか「見たことのない」という意味なのです。

しかし**現在では、軽いものまで含めると子どもの約3人に1人にアトピーが見られます。**他のアレルギーも全く同じで、最も患者数の多い花粉症（花粉によるアレルギー性鼻炎・結膜炎など）は、現在では国民の約2人に1人と見積もられています。

花粉症は、私が小児科医になった頃（1993年頃）は子どもでほとんど見ることはありませんでした。現在では子どもでもとても多い病気で、また低年齢化も著しく、1歳以下の子どもにも当たり前に見られるようになってきています。

アレルギーの原因は「腸内細菌」にある

アレルギーが短期間の間にこれほど急増している原因は何なのでしょう。

ご両親のいずれか、あるいは両方ともがアトピー性皮膚炎や喘息などのアレルギーを持っていると、実際に子どもにアレルギーが出やすいという傾向が見られますので、医師から遺伝が関係していると説明を受けることがあります。しかし、これは半分は正しいのですが、半分は間違っています。

このことを理解するために遺伝のしくみについて簡単に説明します。遺伝とは体の特徴などが親から子へと受け継がれることですが、本体は細胞内のＤＮＡによって構成される遺伝子です。遺伝子は体の設計図であり、背を高くする・低くする、髪の毛を黒くする・金色にする、がんになりやすくする・なりにくくする、感染に対して強く反応する・弱く反応するなど体のあらゆる特徴を決めています。

少し前までこれらの体の特徴は、遺伝子である両親から伝わるＤＮＡの配列のみで決まるものと考えられてきました。しかし、ＤＮＡの配列が全く同じであっても、体の性質が変化することがわかってきました。

簡単に説明すると、**それぞれの遺伝子が働くかどうかにはスイッチがあり、オン・オフのように切り替わることにより働きが変わるのです。そして、このスイッチの切り替えは、日常生活の積み重ねにより変化します。**

つまり、生まれ持った遺伝だけではなく、どのような生活をしているかによって、体の様々な性質が変化することがあるということです。そして最も重要なのは、**遺伝子の配列だけではなく、この遺伝子の働き（スイッチのオン、オフ）も世代を超えて子に遺伝していく**ということです。

ほとんど見られなかったアトピー性皮膚炎がわずかここ50年の間に数人に1人と急増しているのは、DNAの配列（これの変化には数万年を要する）ではなく、遺伝子の働き（1～数世代で起こる）の変化だと考えられます。

アトピーだけでなく、現代病や障害（アレルギー、自己免疫疾患、がん、生活習慣病、自閉症を含めた発達障害など）が増えている最も根本の原因は、先進国で数世代前から始まった日常生活の変化にあるのです。実際に、開発途上国では現代病がほとんど見られません。

●微生物の排除が免疫の暴走を引き起こしている

歴史的に注意深く見ていくと、産業革命から始まる生活の変化、とくに微生物を排除する行為が遺伝子の働きを変化させた一番の原因と考えられます。病原菌を排除する、炎症を起こす、アレルギー反応を起こす、体にできたがんを排除するなど、私たちの体を守る作用である免疫反応は、通常は私たちの体の免疫細胞が担当しています。

しかし、この反応をどの程度から始めるのか？　どのくらいの期間にわたって、どのくらいの強さで起こすのか？　などの免疫反応の強弱のつまみを調節しているのは、私たちの体に共存しているおびただしい数の常在菌、とくに腸内細菌であることが明らかになってきました。

しかし、このように大切な役目を担っている腸内細菌は、微生物を必要以上に排除するという現代の先進国の生活により大きなダメージを受けているのです。私たちの免疫系をコントロールしている腸内細菌がダメージを受けると、免疫系を制御できない状態を引き起こします。

このように、微生物を排除している生活環境が、遺伝子の働きを変え、免疫の暴走を引き起こし、アレルギーが発症しやすい状態にしています。アレルギーだけではありません。急増している自己免疫疾患（リウマチ、SLE、潰瘍性大腸炎、バセドウ病など）、がん、生活習慣病、自閉症を含めた発達障害などのいわゆる現代病や障害の背景には、すべて同じように免疫が適切にコントロールできないという状態があります。

アレルギーとは、本来は無害である日常にある様々なものに対して免疫系が過剰に反応して起こる病気です。つまり、免疫系がコントロールを失って、自分の体を攻撃している状態なのです。たとえば、免疫細胞が、本来は敵でも何でもない花粉を攻撃してしまうのが花粉症、食べ物、たとえば卵などに反応してしまうのが卵アレルギーなのです。

産業革命から私たちの生活は衛生的になり、微生物との触れ合いがなくなってきています。それは、悪いことばかりではなく、歴史の必然です。しかし、あまりにも微生物の排除が行きすぎたことにより、現代の先進国に暮らす私たちは、生まれながらにしてこれらの現代病を起こしやすいという遺伝子のスイッチが入ってしまっているのです。

そして、この変化は、私たちが生まれる数世代前から始まっています。同様に、私たちが今していることが子や孫、その先の未来の子孫たちの健康状態までも決定しているということになります。私たちは、社会を担う責任のある親として、どのような生き方をするのかを真剣に考え、実際に子どもたちに伝えていかなければいけません。

衛生的に暮らすことが悪いわけではありません。**上下水道などの必要最小限の衛生管理が整っているのであれば、必要以上の除菌、抗菌は必要ない**ということなのです（衛生管理の考え方は「手洗い、うがいはほどほどに」P.98を参照）。

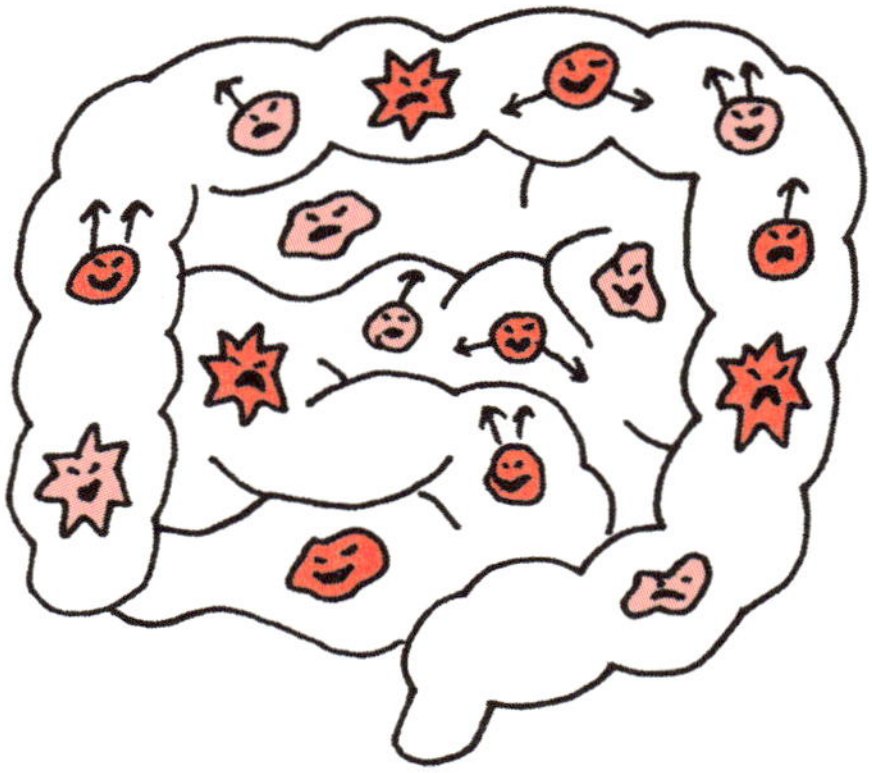

アレルギーになるメカニズム

日本を含め現代の先進国に住む人は、出生前にすでにアレルギーになりやすいスイッチが入っていることを説明しました。しかし、私たちの全員がアレルギーを発症するわけではありません。通常、これだけではアレルギーを発症せず、このベースの上にさらに出生後からの不自然な生活環境が加わることで発症すると考えられます。

では、何がアレルギーを引き起こしているのでしょうか？　これにもたくさんの要因がありますが、私の考える重要な3つの要因（いずれもが現代生活が引き起こすバランスの異常です）を紹介します。いずれも、どちらかに偏りすぎているというアンバランスが関係していることに注目してください。

①免疫のアンバランス

アレルギーが増えた原因として有名な説に**衛生仮説**というものがあります。簡単に説明すると、幼少期に細菌の多い不潔な環境で育った方が、その後アレルギー性疾患（アトピー性皮膚炎や喘息、花粉症）などになりにくいという仮説です。実際に多くの実例が報告されており、海外ではわざわざ生まれたばかりの新生児を牛舎などに連れていくというブームが起こったことがあります。

微生物を排除したことが免疫の暴走を引き起こし、アレルギーなどを起こすスイッチを入れることはすでに説明しましたので、ここでは、そのメカニズムを免疫のバランスの面から解説します。

私たちの体を防御する免疫反応には、大きく**細胞性免疫**と**液性免疫**という2種類の反応があります。

「細胞性免疫」（図2の左向きの反応）とは、がん細胞や移植された他人の細胞、ウイルスに感染された細胞など本来の自分ではない異常な細胞を排除する免疫です。

「液性免疫」（図2の右向きの反応）とは、細胞以外の異常（細菌や毒素）を排除する反応です。

細胞性免疫と液性免疫は互いに拮抗し、他方の反応を抑制するという特徴があります。

免疫反応は、適切であれば私たちの体を防御してくれますが、反応が制御できずに強すぎると病気を引き起こします。液性免疫が強すぎると、本来は敵ではない花粉やほこり、食べ物を異物と判断し様々なアレルギーを発症します。逆に細胞性免疫が強すぎると、敵ではない自分の細胞を攻撃し自己免疫疾患を発症します。

戦前くらいまでは誰もが持っていた寄生虫や、現在でも腸内細菌が、免疫の反応が強くなりすぎないようにストッパーとして働いています（図2のTregを介して）。しかし、現代の私たちは腸内細菌のダメージにより免疫のコントロールを失っていますので、免疫反応のどちらに転んでもすぐにストップすることができずに、アレルギーや自己免疫疾患を発症しやすいのです。

とくにこの項で扱うアレルギー性疾患の場合は、何らかの理由で液性免疫（図2の右方向）に偏りすぎることで発症すると考えられます。

出生前は胎児は無菌であり、細菌の感染や、母が子を異物として排除してしまうことを防ぐため

図2

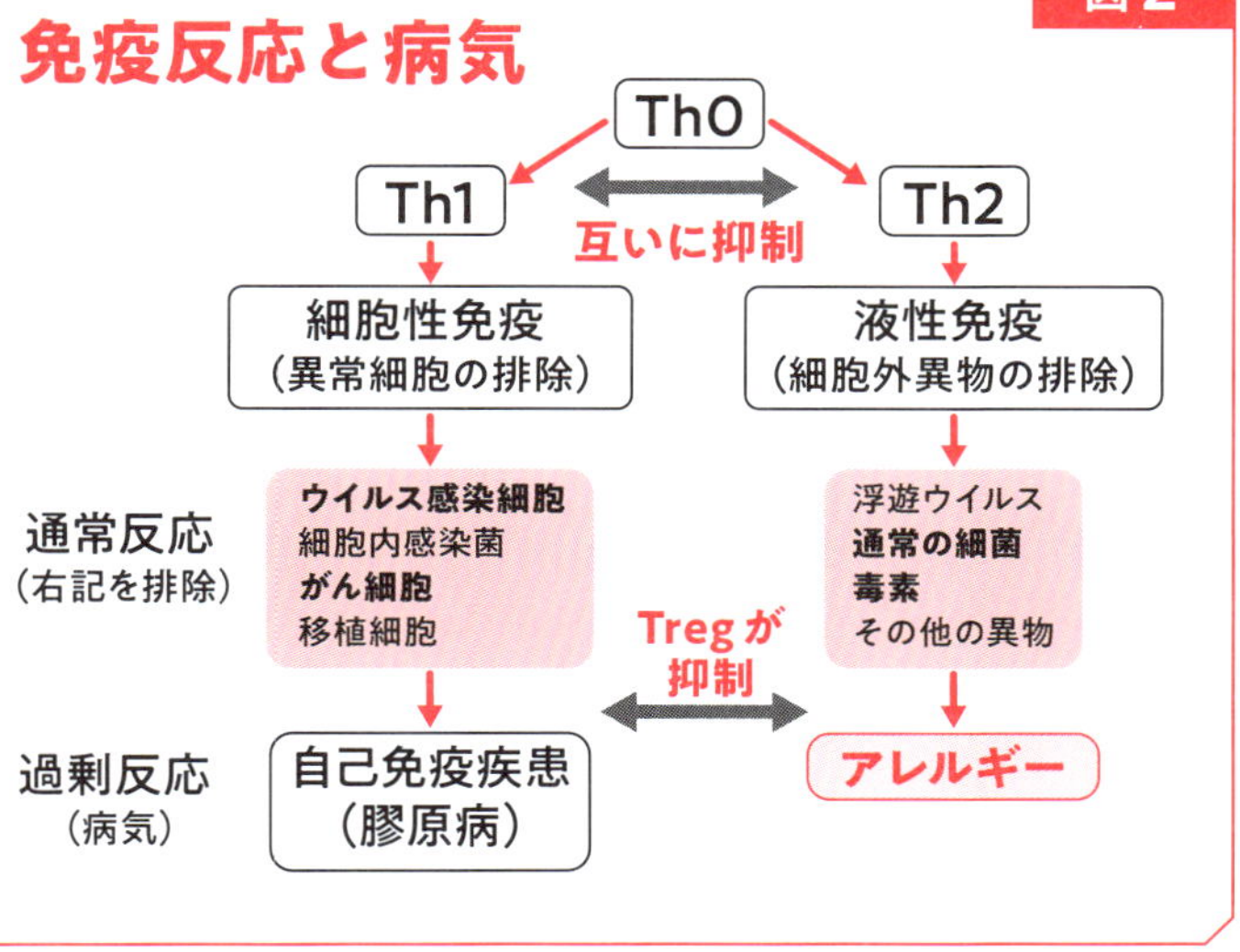

にも液性免疫が優位の状態になっています。

出生後は徐々に液性免疫から細胞性免疫へのシフトが起こりますが、これに最も重要なのが、なるべく生後早期に微生物（ウイルスや細菌）と接触することと考えられています。

つまり、幼少期にあまりに清潔すぎる環境にいたり、抗生剤、ワクチン、抗菌製品などで微生物を排除してしまうと、いつまでも液性免疫が強い状態が続くためアレルギーが発症しやすい状態になってしまうということです。

乳児期は手に触れたものをすべて口に持っていきますが、これは、なるべく自分の周囲の微生物を取り込もうという自然の作用なのです。自然に起こることで無駄なものは何一つありません。

②必須脂肪酸のアンバランス

ヒトの体内で合成できずに食物などからとる必要のある脂肪酸を必須脂肪酸といいます。必須脂肪酸にはω《オメガ》－3系とω－6系の2つの系統があります（図3）。

これらの脂肪酸の代謝産物から免疫反応の一種の炎症に関わる様々な生理活性物質（厳密には違いますが、ホルモンのようなものと考えるとわかりやすいでしょう）を産生します。先に説明した細胞性免疫と液性免疫のバランスと同じように、ω－3系とω－6系の脂肪酸は互いに他を抑制しあう関係にあり、炎症反応のバランスをとっています。

ω-3系のα-リノレン酸や魚からのEPAは代謝され、最終的に炎症、アレルギー、がんなどを抑える生理活性物質になります。ω-6系のリノール酸や肉（魚以外）からのアラキドン酸は代謝され、炎症やアレルギーを直接引き起こす生理活性物質になります。

つまり、必須脂肪酸のバランスが崩れ、ω-3系が少なく、ω-6系に傾きすぎる（図3の右方向に偏りすぎる）とアレルギー性疾患や様々な炎症、がん、心筋梗塞、脳梗塞などを発症することになります。

動物性の肉や脂肪（ラードやバター）が健康に良くないとされ（これはもちろん間違いでは

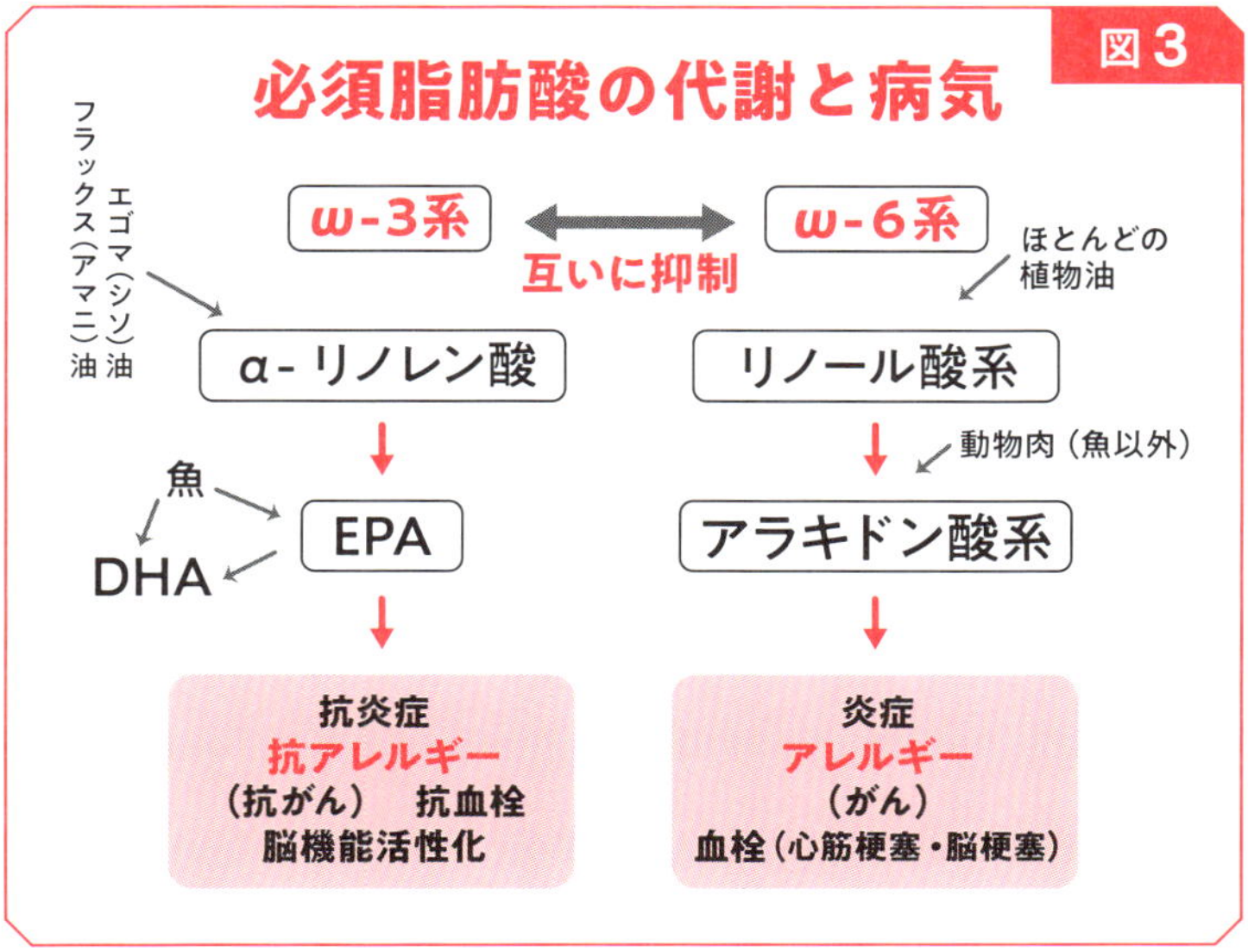

図3 必須脂肪酸の代謝と病気

ない)、その代わりに植物性の油(サラダ油、マーガリン、一部のマヨネーズ、ドレッシングなど)が推奨されてきましたが、**ほとんどの植物油はω-6系で、動物性の肉や脂肪と同様に、炎症やアレルギーを誘導する系統です。**

ω-3系は植物性で比較的多く含まれるものはエゴマ(シソ)油、フラックス(アマニ)油、ヘンプ油など非常に種類が限られており、現代人は圧倒的にω-3系が不足しています。魚に含まれる油はω-3系ですので、魚をとる習慣は日本人の健康を支えてきたと考えられます。

以上のことから、現代の食生活ではアレルギー(他にがん、生活習慣病、心筋梗塞、脳梗塞など)をとても引き起こしやすくなっています。昔ながらの自然で伝統的な和食が良いことがわかりますね。

③自律神経のアンバランス

自律神経とは、自分の意思とは関係なく、自動的に全身の臓器や器官の働きを調節し、生命活動を維持している神経です。呼吸、循環、代謝、体温、消化、吸収、分泌、生殖、免疫などあらゆる生命活動に関与しています。

図4のように、自律神経には交感神経と副交感神経があり、前述の細胞性免疫/液性免疫系、

ω-3／ω-6系のように互いに他を抑制しあいバランスをとっています。

交感神経を車のアクセル、副交感神経をブレーキと考えるとわかりやすいでしょう。一般に、ストレスがかかりすぎる（働きすぎる）と交感神経が、かからなさすぎる（休みすぎる）と副交感神経が持続的に働くことになり、どちらも不自然な状態であり健康を害することになります。

現代の子どもたちの生活を見てみますと、空調された室内で過ごすことが多く、夏は涼しく、冬は暖かい状態です。少子化の影響もあり、一昔前と比べ圧倒的に過保護の状態です。

外で体を使って遊ぶ機会が減り、運動不足になっています。室内でも、テレビ・ゲーム・スマ

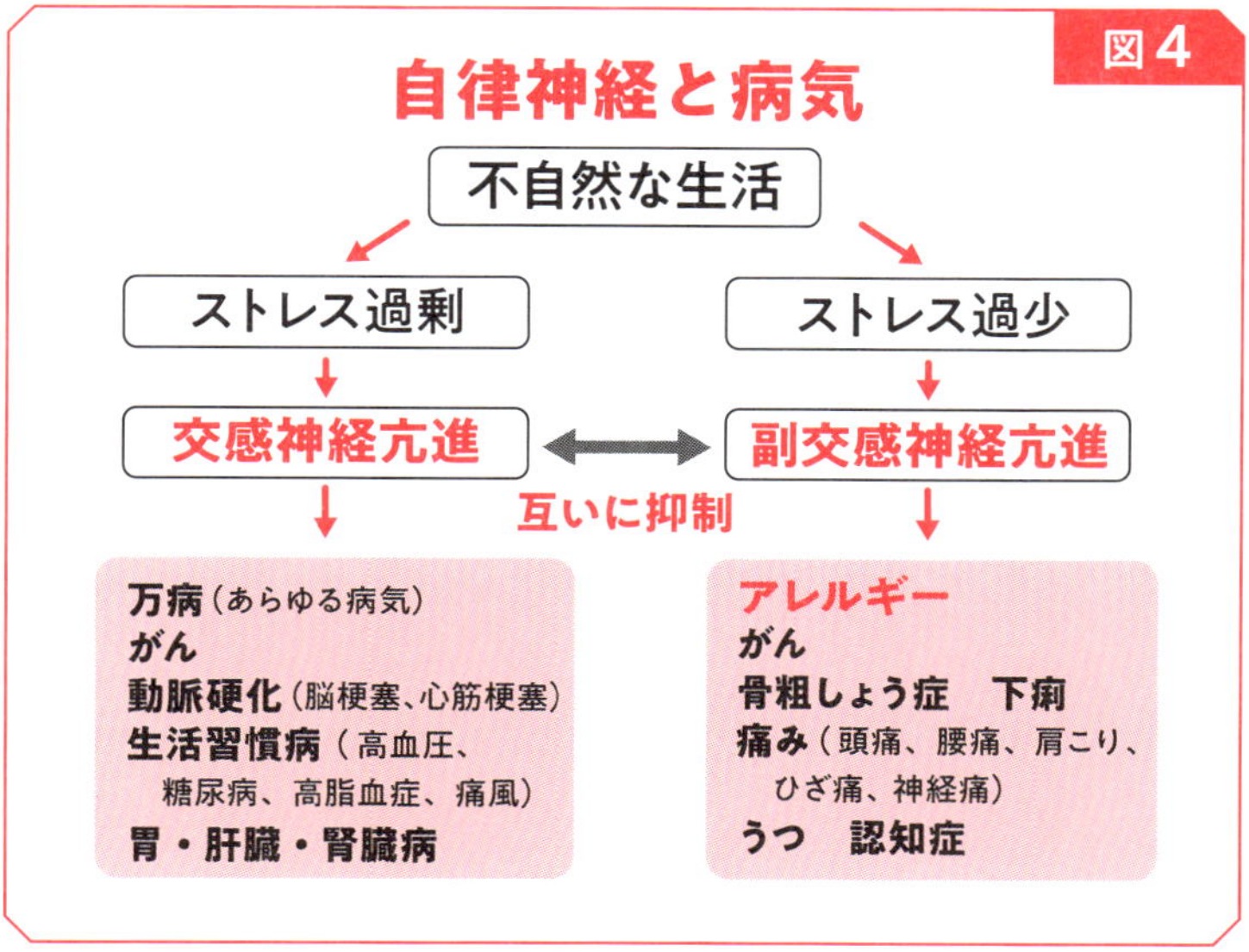

ホ・ネット、あるいは勉強ばかりする子どもが増えています。

飽食で何でも食べられ、とくに甘いもの（白砂糖や果物が代表で副交感神経を強力に刺激する）にあふれています。簡単に言うと、慢性的に怠惰で甘えた状態といえます。

このようにストレスの少なすぎる環境は、慢性的に副交感神経側に傾いた状態（図4の右方向に偏りすぎた状態で、この状態は同時に、何かあった時に交感神経が働かなくなる状態でもあります）を引き起こし、アレルギーや自己免疫疾患（膠原病）を発症しやすくすると考えられます。

アレルギーに対する基本的な対策

それぞれの病気には個別の対策（食事、漢方、薬草、自然の手当てなど）もありますが、ここでは、**アトピー、花粉症、喘息などを含めたアレルギー性疾患全体に共通する基本的な考え方や対策をまとめて示します。**

すべての病気に共通することですが、病気は、今までの自分の生活が自然（の法則）から外れているために起こります。まずは、この自覚が回復への第一歩です。次に、今までの自分の生活を見直し、何が自然から外れており、何をどのように改善できるのかを考えます。

この時重要なのは、症状を出している子どもやお母さんだけではなく、家族全員の意思を統一することです。病気の改善のためには家族の協力が何より大切です。ご両親だけではなく、一緒に住んでいる他の家族も一緒に病気に向き合うことが重要です（第7章を参照）。

アレルギー性疾患や自己免疫疾患（膠原病）は、ともに免疫の異常による病気です。たとえばアトピー性皮膚炎は皮膚の病気ではなく、免疫異常によって主に皮膚に症状が現れる病気と考えるべきでしょう。皮膚に何かを塗ったり、スキンケアをすることが根本の治療ではありません。不自然な生活習慣を改め、免疫状態を正常に戻すことにより自然に治る病気なのです。

薬やサプリメントなどは自然治癒力を高めるために補助的に使うこともありますが、基本的には必要ありません。近頃ではアトピービジネスという言葉もあるくらいです。とくに、高価なものには注意しましょう。

以下にアレルギー性疾患全般に対する基本的な対策をまとめます。もちろん、アレルギー以外の他のあらゆる病気に対する対処としても共通の考え方になります。

①行きすぎた衛生管理をやめる

微生物を排除していることが、免疫の暴走を引き起こし、免疫の異常であるアレルギーなどの現代病の最も根底にある原因であることを繰り返し説明してきました。上下水道などの基本的な衛生管理が完備されている現代の日本では、抗菌性の石けん、洗剤、漂白剤、柔軟剤、芳香剤、入浴剤、消毒剤、うがい薬などによる必要以上の除菌、抗菌は必要ありません。

未来の子どもたちのためにも、今の私たちにできることを考え、できるだけ環境にやさしい衛生管理を心がけましょう。

②適度な運動をする／子どもは積極的に外で遊ばせる

子どもの場合は外で遊ばせるだけで十分ですが、適度な運動は、体温や基礎代謝を高め、自律神経のアンバランスを改善し、さらには夜にぐっすりと眠ることにもつながります。外に出ることで日光を浴び、微生物とも積極的に触れ合うことになります（「普通に外で遊ぶことにはメリットがたくさんある」P.76参照）。

遊びだけでなく、農作業や様々な運動をするのも良いでしょう。アレルギーがあるからといって、一部を除いて一切の活動を制限する必要はなく、むしろ積極的に運動するのがいいのです。

③抗生剤やうがい薬は極力使用しない

抗生剤の使用は、おそらく腸内細菌などの常在菌にとって最も ダメージを引き起こします。抗生剤は、重篤な感染症など必要な時には、むしろ積極的に使わなければなりません。しかし、現代の医療では明らかに使いすぎです。

どのような場合に抗生剤を使用するかを適切に判断することが医師の役割の一つです。主治医と相談し、「念のため」などといった安易な使用は控えるようにしましょう。

④ワクチンは極力受けない

→第6章を参照

ワクチンの章で詳しく述べますが、ワクチンもウイルスや細菌などの微生物を排除する行為です。現在の日本には、接種が義務のワクチンはありません。すべてのワクチンが必要とも思われません。できるだけ勉強し、納得した上で受けるワクチンを選択できるように知識を深めましょう。

⑤牛乳、白砂糖、小麦、肉食を控える

詳しくは第1章を参考にしてください。病気だから食事内容を変更するということではなく、健康を維持する食事も病気を改善する食事も基本的には同じと考えて良いでしょう。

アレルギー反応を含めた免疫を調整している腸内細菌にダメージを与えるこれらの食品は、なるべく控えたほうがいいでしょう。

⑥油は控えめに使用する（とくにトランス脂肪酸であるマーガリン、ショートニングは使用しない）

アレルギーのメカニズムの一つである必須脂肪酸の項で書きましたが（P.205の図3）、現代人は植物油全体をとりすぎており、そのほとんどはω－6系の油ですから、炎症やアレルギー反応を起こしやすくなっています。

ω－3系の油を積極的にとるのは難しいかもしれません。むしろ、現代の人は揚げ物や炒め物、お菓子などをとりすぎているので、ω－6系の油をなるべく控える必要があるでしょう。

また、ω－3系の油は酸化されやすいという特徴がありますので、加熱料理には、なたね油（国産、非加熱、圧搾のもの）かオリーブ油を少量で使用するのがいいと思います（これらは必須脂肪酸でないω－9系優位の油です）。

⑦化学物質を避ける（食品添加物、加工品、農薬、経皮毒、可能なら薬も極力控える）

現代生活は余りにも多くの化学物質にあふれています。これらの化学物質はその毒性だけでなく、いずれも微生物を排除するもので、その二重の意味で避ける必要があります。

私たちの体は、自然界に本来あるべき状態で存在しないものは基本的に毒として認識しますので、化学物質を排除するためには、酵素やミネラル、エネルギーが必要になり、体に負担をかけます。また、解毒器官の要である肝臓や腎臓に負担をかけるだけでなく、自律神経や内分泌（ホルモン）系を混乱させます。

⑧腸内環境を整える

食事では少食、食物繊維・発酵食品・乳酸菌・酵素を積極的にとる、よく噛む、冷たいものや食品添加物をとらない。生活では、なるべく抗生剤、うがい薬、抗菌グッズなどの化学物質を使用しないこと。

腸および腸内の状態が人の健康にとって最も大切です。腸内環境を整えることで、健康上のあらゆる問題が解決すると言ってもいいでしょう。

⑨規則正しい生活をする

↓「早寝早起きが一番の健康法」P.72参照

規則正しい生活が自律神経系、免疫系、ホルモン系を整えます。

⑩ストレスをためない

↓第7章を参照

最も重要なこととも言えます。

乳児湿疹とアトピー性皮膚炎は別のもの

乳児湿疹とアトピーは、厳密に区別することは難しく、子どもに湿疹を認める場合、医師からも区別されずに「アトピーです」と説明を受けることが多いと思います。

確かに対策や治療の面で共通することも多いのですが、私は「乳児湿疹」といわゆる「アトピー」では病態が全く異なると考えています。実践的な対策に入る前に、まずは、この違いを簡単に説明します。

乳児湿疹は、通常1歳未満に発症し、生まれてきた時（先天性）の毒（科学的な表現ではありませんが、先述のように現代生活は数えきれないほどの化学物質にまみれており（**「化学物質を使わない生活」P.103を参照**）、それらが蓄積したものをここではあえて毒と表現します）を皮膚から出している状態です。毒を出し切れば終わりです。

これに対していわゆるアトピーは、通常1歳以降に発症し、病態的にはアレルギー的（蓄積疾患）で、主に不自然な日常生活の積み重ねが限界を超えた時に発症すると私は考えています。

どちらに対してもステロイドを使用してはいけないことは共通しています。

乳児湿疹は生まれてすぐにあるいは数ヶ月で発症することが多いのですが、この場合、生後すぐに何かが蓄積したのでしょうか？　そうではなく、生まれた時点で持っている毒を自分の力で出せるようになった時に症状が出てくると考えられます（生後すぐ出る場合もあれば、数ヶ月経ってから出ることもあります）。

お母さんの中には、乳児湿疹の子どもの状態が自分のせいであると、自分を責める方がいます。しかし、いつも強調していますが、**乳児湿疹やアトピーを含めた現代病の多くは社会全体の問題で、私たちの数世代前から始まっている体の変化がベースにあり、決して個人の責任だけではないのです。**

また、現代社会は様々な化学物質にまみれていますので、どんなに注意して生活をしていても、ほとんどの子が毒を持った状態で生まれてくると考えて良いでしょう。

乳児湿疹は、むしろ自然に沿った暮らしを見直し、実践している家庭の子の方が症状が強く出やすいという印象を私は持っています。自然に沿った生活を心がけている家庭の子の方が解毒、排出力が高いため、症状が出やすいのです。

湿疹、かゆみなどの症状はとてもつらく、苦しい体験なのですが、症状が出ていることは必ずしも悪いわけではないことも押さえてください。乳児湿疹を発症している子は、自分の人生のなるべく早い段階で、体内にある毒を排出しているだけなのです。逆に言うと、毒を排出できる力を持った子であると解釈することもできます。自分だけでなく、これから続いていく次世代にとっても必ず良い影響をもたらすでしょう。

一方、主に3歳以降に発症しやすいいわゆるアトピーは、不自然な日常生活の蓄積により発症すると私は考えています。治るためには毒の排出に加え、日常生活の改善が重要になります。乳児湿疹やアトピーの詳しい対処法については以下で詳しく解説します。

乳児湿疹・アトピー性皮膚炎に共通の対策

乳児湿疹とアトピーの違いを説明しましたが、共通する部分も多いですから、まずはいずれにも共通する実践的な対処法をまとめます。

①ステロイド剤を使用しない

↓「ステロイド、免疫抑制剤、保湿剤の使用について」P.233参照

②保湿剤も使用しない

↓「ステロイド、免疫抑制剤、保湿剤の使用について」P.233参照

③ジクジクする時は1枚ガーゼ法

市販のガーゼで大丈夫ですが、漂白されていますので、最初は熱湯消毒をしてください。その後完全に乾かし、適当な大きさに切って保存しておきます。ジクジクする部分に貼ります。つけてみて貼り付かない場合は不要です。自然にはがれるまでお風呂に入っても流しません。

たとえば、擦りむいた時などのかさぶたの下には、皮膚が正常に再生するためのすべての物質が集まってきて、下から正常な皮膚がかさぶたを突き破るようにして治っていきます。1枚ガー

ゼ法は、かさぶたを人工的に作る作業です。

ジクジクした部分を拭き取ることを繰り返すと、タンパク質や治るための物質もすべて取り除くことになり、いつまでも皮膚が再生できないだけでなく、栄養失調になったり、アレルゲンやばい菌が侵入しやすくなります。

④ 掻くのをやめさせない

とても重要です。掻くのをやめる、やめさせることが、子どもにとってもご両親にとっても最も大きなストレスだからです。ひどい場合は24時間続くストレスです。ストレスが症状に大きく影響を与えます（第7章を参照）。

子どもの皮膚にはものすごい再生力があり、血が出るほど掻いても、問題ありません。ちなみに私が小児科医になってから、乳幼児期の掻き傷が痕になって残っているというケースは見たことがありません。

⑤ 食事制限をしない

食物アレルギーがある子に乳児湿疹やアトピーも見られることが多いために誤解されています

が、食事により直接湿疹が悪くなる根拠はありません。何かを食べた時に皮膚をはじめとした症状が出るのは乳児湿疹やアトピーではなく、食物アレルギーという別の病気があると考えるのがいいでしょう。ですから、乳児湿疹やアトピーがあることを理由に食事の制限をする必要はないのです。

もちろん食事が腸内細菌の状態や体を作っていき、免疫反応の状態も決めていきますので、間接的には食事の内容は大切です。アレルギーだけでなく生涯の健康のためにも、家族全員で腸および腸内細菌を整える食事を心がけてください（第1章を参照）。食物アレルギーを認める時は原因食材の除去などの適切な処置が必要になります。

⑥ 水分制限をする（子どもの場合はしない）

大人のアトピーには有効ですが、子どもではコントロールが難しいので行いません。

⑦ 入浴制限をする（子どもの場合はしない）

逆のイメージを持つ人が多いのですが、皮膚はなるべく乾燥させた方（つまり入浴を制限した方）が治りは早くなります（「ステロイド、免疫抑制剤、保湿剤の使用について」P.233参照）。

実際には、子どもではあまり制限せずに1日1回の入浴に加え、汗を多くかいた時のシャワーの使用を許可しています。

⑧石けんはなるべく使用しない

これも、逆のイメージを持つ人が多いのですが、石けんは使わないか、無添加の石けんの泡を皮膚にのせる程度にしましょう。石けんの使用により、常在菌や皮脂などの皮膚のバリア機能が落ちてしまいます。明らかに汚れがある場合以外は、石けんはなるべく使用しない方がいいでしょう。

⑨アレルギー検査は不要

→「アレルギー検査はお勧めしない」P.250参照

⑩規則正しい生活

とくに睡眠が重要（「早寝早起きが一番の健康法」P.72参照）。

⑪適度な運動

子どもは外で普通に遊ぶ（「普通に外で遊ぶことにはメリットがたくさんある」P.76参照）。

⑫ストレス対策

何よりも重要（第7章を参照）。

⑬ 湿疹を気にしない

原則として、湿疹がない子と全く同じように生活します。つまり、家庭や園、学校での一切の活動を制限する必要はないということです。⑭にも関係しますが、そのためにはなるべく多くの人の理解が必要です。

実際に、一時的に症状がかなりひどく出る可能性がありますので、ご家族にはそれに対する強い覚悟が必要となってきます。子どもが掻きむしっている姿を見ていられない、つらそう、眠れない、という経験をされる方もいます。私も、症状に寄り添う親御さんの大変さは十分に理解できます。

確かにステロイドを使えば症状が消え、見た目は急激に良くなります。しかし、乳児湿疹は、何もしなくてもほとんどが1歳、遅くても2歳には必ず終わりが来ます。子どもにとっての今を優先するのか、生涯の健康を優先するのか迷った時、これらのことを思い出してほしいと思います。

⑭ 協力体制を築く

ご両親で意見が一致することはもちろんですが、祖父母、身内の方、友人、園や学校の先生など、協力者が多いほど、経過は良好になります。ご両親が納得して方針を決めても、いわゆる外野の意見がストレスになることが多いと私は感じています。

治療方針に関しての基本的な考え方をまとめたマンガなども、インターネットでダウンロードできますので活用しましょう（参考……阪南中央病院「阪南脱ステ日記」http://www.hannan-chuo-hsp.or.jp/shinryoka/hifuka/datsusute.html)。

乳児湿疹は何もしなくてもほぼ全員が治る

乳児湿疹は、通常1歳以下に発症し、病態的には生まれた時にすでに持っている毒を皮膚から出している状態です。毒を排出することが大切ですから、それを強力に妨げるステロイド剤を使用してはいけません。**ステロイド剤を使用しなければ、1歳までに約95%、2歳までに約99%が治ります。つまり、何もしなくてもほぼ全員が治るのです。**

もし、乳児湿疹が一般の治療に使われているようにステロイド剤や保湿剤を必要とするなら、何もしなければどんどん悪化しなくてはならないはずです。しかし、私の診療所にかかる子どもでは、これらを使用しなくとも全員が良くなっています。つまり、毒を出し切れば治るということです。

ステロイドを使用した場合は、毒が体に残る状態と考えられますので、その後の経過がどうなるのかは全くわからなくなります。見かけ上湿疹が見られなくなる場合や、湿疹がいつまでも治らない場合、アトピーに移行する場合など様々ですが、場合により他の病気や症状が出てもおかしくはないでしょう。

●乳児湿疹が治らないのは、子どもに十分に栄養が行かない場合のみ

乳児湿疹はステロイドを使用しなければ2歳までにほぼ全員が治ると説明しました。たくさんの患者さんをみているとわかりますが、乳児湿疹が治らない唯一のパターンは、子どもに十分に栄養が行かない場合です。

乳児湿疹は1歳以下の乳児がかかる病気ですが、新生児は生まれてから1歳までの1年間に体重が3kgくらいから9kgくらいへと約3倍に増加します。人の一生のうちで、体重が1年間に3倍にも増える時期は他にありません。

体の大きさだけではありません。乳を飲んで泣き、おしっこ・うんちをすることくらいしかできない子が、1歳には歩き始め、片言を話し始めるのです。このように乳児期はものすごい勢いで毎日成長、発達しているのです。

この状態で皮膚に湿疹がある子どもでは、右記の発達に加えて皮膚を再生する必要があります。とくに皮膚がむけ、滲出液が漏れるほどの湿疹では、そこから栄養素、とくにタンパク質も流れ出すことになります。滲出液を拭ってもすぐに再びあふれ出てくるため、栄養素は失われ続ける

ことになります。栄養が足りない状態では、これらを補うことも難しく、ましてや皮膚を修復することは困難になります。

乳児湿疹に対する対策は、毒を出すことが最優先であり、**以下のような食事内容やその他の治療などは湿疹の経過にほとんど関係ありません。**

① 母乳であるか人工乳であるか
② 離乳食の開始を遅くすること
③ 離乳食の内容（特別な何かを制限するか、あるいはとるかどうか）
④ サプリメントをとるかとらないか
⑤ 薬（ステロイド以外の西洋薬、漢方薬、その他）を使うかどうか

つまり、乳児湿疹はステロイドを使わない（排毒の邪魔をしない）ことが最も大切で、治る経過に食事の内容などはほとんど関係なく、栄養が十分に行くかどうかの一点にかかっているということです。

●乳児湿疹を認める子には、離乳食をなるべく早めに開始する

乳児湿疹が治らない唯一のパターンは子どもに十分に栄養が行かない場合のみと説明しました。この一番の典型例にあたるのが、母乳の量や栄養が明らかに少ないにもかかわらず、母乳だけを与えることに強くこだわるケースです。

とくにこの状態で早期の離乳食の開始にまで強い抵抗を見せる親御さんがいます。最悪の場合は皮膚が全く治らないばかりか、成長や発達の遅れにまでつながります。乳児湿疹がひどい例では、皮膚から滲出液が出続けますので、水分や栄養が失われ、生命が危険な状態になることもあります。

この場合、最も簡単な対処法は、母乳を止め人工乳の力を借りることです。離乳食が始まる前の乳児の栄養状態を改善する最も簡単な方法だからです。人工乳に変更すると与える栄養を計算（コントロール）できますし、人工乳を溶かす水分を少なくして濃度を濃くすると（これは一般的な人工乳の作り方ではなく、安全性などの問題もありますので「理解のある医師に相談の上」行ってください）、タンパク質を中心とした濃い栄養を効率的に与えることもできます。

栄養を与えることが最も重要ですので、この方法も選択肢として考えて良いと思います。人工

乳を与えながらでも、体重増加や皮膚の状態が改善した後、再び母乳を再開できるよう搾乳など乳房のケアを続けたり、お子さんが疲れない程度に日中の数回のみ母乳を与えるなど、工夫次第で母乳育児を続けられる方法はあるはずですので、柔軟に考えましょう。

とはいえ、母乳には計り知れないほどのメリットがあり、母乳を止めることが乳児湿疹を治す本質ではありませんので、私はよほどの状態でなければ、人工乳に変更することはお勧めしません。それでも、乳児湿疹のほぼ全員が治ります。私はお母さんの食事を改善することや母乳の出を良くする方法（「母乳が出ない時、詰まる時の対策」P.154参照）を最優先に指導し、なるべく離乳食を早めに開始することを伝えています。

離乳食の開始をなるべく遅くする方が子どもの健康にいいという考えがあります（「離乳食開始の目安は生後5ヶ月。むやみに遅らせるべきではない」P.165参照）が、私は、乳児湿疹を持つ子どもに離乳食を早期に開始・継続することにより皮膚の症状の経過が悪化したと思われるケースは見たことがありません。それどころか、むしろ**離乳食を早期に開始し栄養が早くに行くほど、早く治る傾向があります。**

もちろん子どもが健康な場合は、離乳食をわざわざ急いで始める必要はないでしょう。

栄養が十分に行っていれば乳児湿疹の経過に食事の内容は関係なく、基本的には食事制限は必要ありません。私は、離乳食の内容として、ご両親と全く同じ食事を与えることを指導しています。ですから、あまり厳密に指導せず、もし他にご両親の考える望ましい食事法があるのであれば、それで大丈夫だと説明しています。ただし、栄養が不足しないことがとても重要ですので、何かを極端に制限するような食事法はしない方が良いと考えています。

乳児湿疹の治療ということだけに着目すれば、食事の内容はあまり関係がありませんが、どのような食事をするかは生涯の健康を左右します。

乳児湿疹も他のあらゆる病気も、今までしてきたこと、今していることに問題があることのサインとしての意味があると思います。ぜひお子さんが自らの体を使って教えてくれているメッセージを理解され、食など、生活全般を見直すきっかけにしていただければと思います。

アトピー性皮膚炎と脱ステロイド

次にアトピーについてです。アトピーは、主に1歳以降に発症し、病態的にはアレルギーという免疫反応の異常がベースにあり、それに不自然な日常生活が蓄積され、限界を超えた時に発症すると考えられます。

乳児湿疹は先天性の毒で、アトピーは蓄積性の毒という違いがありますが、ともに皮膚からの排毒ですので、基本的な対策はほとんど共通しています。

とくに、ステロイド剤を使うことは、この排毒を止めるという対症療法ですので、乳児湿疹と同じように使わないことが大切です。ステロイド剤を使用することにより、アトピーの経過に大きな影響を与えます。たとえば、アトピーの進行の仕方、治り方、感染の起こり方、ステロイドの毒性による症状、ステロイド依存などです（詳しくは「ステロイド、免疫抑制剤、保湿剤の使用について」P.233を参照）。

ステロイド剤ははじめから使用しない方が良いのですが、ほとんどの医師は最初に処方します。

アトピーの治療ガイドラインという医師の標準治療のマニュアルでは、第一選択がステロイド剤による治療になっているからです。

●脱ステがゴールではない

実際に私の診療所にも、ほとんどの患者さんがすでにステロイドを使用した状態で来院されます。この場合は、可能な限り早くに中止すること（脱ステ）をお勧めします。

アトピーの重症度や年齢、今までのステロイドの使用を含めた治療経過などにより全く異なるのですが、脱ステにより様々な程度の離脱症状（いわゆるリバウンド）が出ます。通常、子どもの場合はあまりリバウンドの症状が強くなく、脱ステを成功させることができますが、症状が強い場合は信頼できる医師の指導のもとで行うのが良いでしょう。

重症な場合、脱ステがうまく行くかどうかは、行う前にいかに綿密な計画を立てられるかにかかっています。つまり、ステロイド剤や保湿剤の止め方、食事や生活の改善、ストレス対策、悪化した時の対応、周囲の協力など、あらゆる対策を考えてから行うのが大切です。

実際に脱ステを希望して私の診療所を受診される方がとても多いので、誤解されやすいことを一つ明記しておきます。**脱ステとは、ステロイド剤の依存状態からの離脱を意味し、アトピー自体を治しているわけではない**ということです。

つまり、脱ステにより、本来のアトピーの症状が出てくるということになります。脱ステがゴールではなく、アトピー自体の改善をはからなければ、本当の意味でアトピーが良くなることはありません。

乳児湿疹は排毒の邪魔をしなければ何もしなくても治りますが、アトピーの場合は、不自然な生活の積み重ねの結果という側面が強くなりますので、日常生活の改善が必要になってきます。本書で示した食や生活、アレルギー、心の章などを参考にして、食事、生活、心（メンタル）のあらゆる面を自然に沿って整えることが大切です。それが、アトピーに限らず生涯の健康につながります。

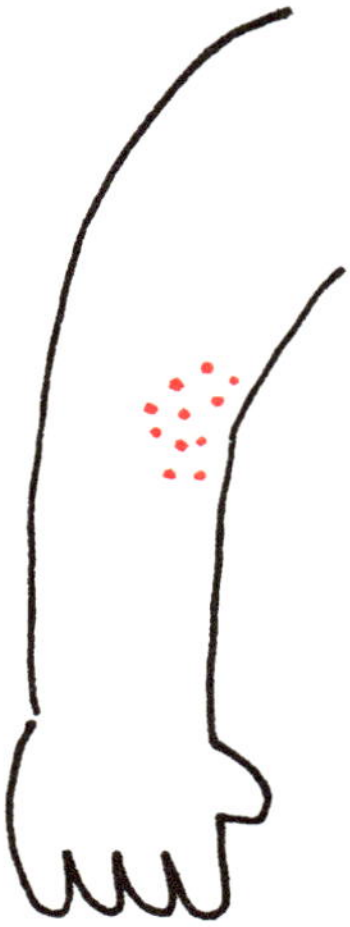

ステロイド、免疫抑制剤、保湿剤の使用について

アトピーや乳児湿疹で受診すると、ステロイドと保湿剤の組み合わせで軟こうを出されることが多いと思います。**実はこのパターンが、アトピーや乳児湿疹が治りにくくなる一番の原因**なのです。他にも免疫抑制剤、かゆみ止め、抗生剤の軟こうが出される場合もあります。ここでは、乳児湿疹やアトピーに出される軟こうについて解説します。

はじめに結論を言うと、乳児湿疹やアトピーにはステロイド軟こうも保湿剤も不要である、というよりは、使ってはいけないということです（このことを理解するために、「『症状』とは自然治癒力が働くために出てくるもの」P.360も参照してください）。

① ステロイド軟こうについて

ステロイドとは、副腎皮質や一部皮膚などで自ら産生しているホルモンです。ステロイドの薬としての作用はとてもたくさんありますが、アトピーや湿疹など皮膚の症状に使う場合は、炎症を抑える作用が強いために使われます。後述の免疫抑制剤よりは弱いですが、免疫を抑える作用

も少しですがあります。常にたくさんの種類があり、作用の強さも最も強いものと弱いものでは約1000倍もの違いがあります。炎症を抑える作用は、一般にとても強力で、湿疹などの症状は通常数日以内に（早ければ1日で）消失します。

しかし、皮膚が湿疹などの症状を出しているということは、皮膚から毒など有害なものや不要なものなどを排出している自然の作用が発揮されている、つまり排出する必要があるからなのです。ステロイドはこれを強力に抑えつける薬剤です。

つまり、**見た目上は湿疹という症状はなくなりますが、毒を排出するという自然治癒力を強力に抑える**ということになります。出さなければならない毒がなくなったのではなく、一時的に出すことを抑えただけですので、多くの場合、ステロイドの使用を止めるといずれ湿疹などの症状は再発します。

しかし、ステロイドで症状を抑えているうちに、症状が出なくなることも多くあります。多くの医師はこれを「治った状態」と考え、これを目標に治療を行います。しかし、これは実は治った状態ではなく、「毒を皮膚から排出するのを止めた状態」なのです。皮膚からは毒を出せなくなった状態とも言えるでしょう。

この体の中に抑えられてしまった毒はどうなるのでしょうか？　これが時限爆弾のように将来

の別のアレルギー性疾患、自己免疫疾患、がんなどのあらゆる病気や体調不良の大きな原因の一つとなるのです。何十年も経ってから、何かの軟こうを塗った、妊娠した、日焼けをしたなどのちょっとしたことをきっかけにアトピー性皮膚炎として再発することもあります。

＊ステロイドの副作用

ステロイドのもつ問題の一つは副作用にあります。ステロイドは強力な作用がある薬です。強力な作用があるということは、強い副作用も出る可能性が高いということです。

ステロイドの副作用として知られているものには非常に多くの種類がありますが、皮膚に起こるものでは、**①皮膚の萎縮　②酒《しゅ》さ様《よう》皮膚炎**が多く見られます。

まず、皮膚の萎縮とは、皮膚が薄くなることで、あまり知られていないのですがとても大きな問題です。皮膚は、表面の表皮《ひょうひ》と奥の真皮《しんぴ》からなりますが、ステロイドを使い続けると表皮から薄くなり、症状がはっきりしてくる頃には、奥の真皮まで萎縮してしまっています。この時の皮膚は見た目で白くなり、血管が薄く浮き出て見えています。薄くなった皮膚の再生にはステロイドの使用を止めるしか方法がありません。表皮の萎縮でももとに戻るのに1ヶ月くらいを要します。萎縮した真皮が再生するには何年もかかることがあるのです。外界からの異物や感染に対してのバリア機能が低下することにより、さらにアトピーや湿疹が悪化するという悪循環になることもあります。

酒さ様皮膚炎は、ステロイドの副作用が原因で起こる主に皮膚の「赤味」や「ほてり」で、皮膚のぼこぼことした盛り上がりやジクジクした状態を伴うこともあります。これもステロイドを止めることにより、一時的な増悪を経て良くなっていきます。

＊ステロイドの抵抗性・依存性

ステロイドのさらに大きな問題に、長期の使用によるステロイドの抵抗性、依存性の問題があります。ステロイドを長期に使用すると、次第に同じ量のステロイドでは効き目が悪くなり、症状が強くなるために、より強力なステロイドが必要になっていきます。これを「ステロイドの抵抗性が出た」と言いますが、アトピーや乳児湿疹の症状がただ単に悪化したと解釈されることもあります。

そして、**ステロイドの最大の問題はその依存性にあります。**依存とはそれがないと正常な状態を維持できなくなった状態で、ステロイドは強力な依存を引き起こす薬剤なのです。

ステロイドは体にもともとある物質だから問題ない、と指導されることもあるようですが、アトピーでは、もともと自分自身の体から適切な量のステロイドを作り出せない状況が問題なのです。**強力なステロイドを使えば使うだけ自らステロイドを作り出す能力は低下し、外からステロイドを補わなくてはいられない状態、すなわち依存になります。**

しかし、この依存も医師の間ですらはっきりとは知られていない状態です。依存に陥ると、他に皮膚を悪化させる要因が全くなくてもステロイドを塗り続けなければ皮疹が悪化するのです。

とくに成人まで継続したアトピーは、通常とても強いステロイドの依存状態になっています。成人型のアトピーの正体は、本来のアトピー性皮膚炎にステロイド依存性皮膚炎が加わった、とても複雑なものと考えられます。

以前は、子どものアトピーは大人になるまでに自然に治ると言われていました。成人型のアトピーは、ステロイド剤の使用が始まってから出現し、現在も増加し続けています。つまり、ステロイド軟こうを使用することが、アトピー自体を遷延、難治化させている可能性もあるのです。

将来このような副作用や依存性の可能性がある薬を子どもに使うことは極力避けた方が良いのは当たり前ですね。ですから、子どもにははじめからステロイドを使わない（ノンステと言います）か、使っている場合は直ちに中止すること（脱ステと言います）をお勧めしています。

それまで使ってきたステロイドを止めた場合、アトピーや湿疹の状態は急速に悪くなることが多く、これは**「リバウンド」**と言われます。ステロイドの投与により成り立っていた依存の状態からステロイドを抜くことになり、いわゆる禁断症状が出るためと、炎症を強力に抑え込んでいたステロイドを使わなくなることによる毒の排出が合わさった相乗作用によるものです。

一般にリバウンドの強さは、今まで使ってきたステロイド剤と保湿剤の総量と関係し、これらの量や期間が多く、長いほど、リバウンドも強く、長く出ます。また、リバウンドの時には、今までステロイドを外用していなかった部位にも湿疹が拡大していくことがありますので、びっくりされる方がいますが、よく見られる現象で、知識として覚えておきましょう。

＊脱ステはいつから始めても遅くない

ステロイドの使用期間がかなり長い場合は、強いリバウンドにより日常生活すら困難になったり、感染が疑われたり、ひどい場合は入院になることもあります。この場合に脱ステを試みる際は、あらゆるケースを想定した綿密な計画を立て、脱ステやノンステに理解や知識のある主治医の指導のもとで行う必要があるかもしれません。

たとえば、私が行っている実際の指導では、とくに年齢が高い子や大人には、途中で挫折しないように、まずは6ヶ月ほどの体質改善を試みてから脱ステをするように勧めることもあります。受験や仕事などの都合で、脱ステによる症状が出た時に対応できる十分な環境をすぐには整えられないこともあります。

それでも私は、その人の選択により、いつから始めても遅いということはないでしょう、とお話ししています。実際、数十年ステロイドに加え、免疫抑制剤を使い続けていた大人のアトピーの中には、驚くほど短い期間で改善されていく方もいました。生活の改善に加え、強い志と柔軟な精神が、良い状態に転換する、と思わされた例でした。

さらに、ノンステや脱ステをご両親や子どもが選択しても、同居している祖父や祖母、さらには近所の友人、園や学校の先生などから意見やアドバイスをもらうことが多くあるかと思います。虐待なのではないかと疑われる場合もあるかもしれません。

ノンステや脱ステが一般的に知られていない、あるいは行われていない、または患者さん自身が症状の一時的な悪化に耐えられない、すぐにきれいにしてほしいと望む現状では、致し方ない部分もありますが、医師をはじめ多くの人に、ステロイドが不要であり、使用には慎重になるべきであるという事実を知っていただきたいと思います。

ほとんどの医師は、西洋医学のガイドライン（標準治療）に従って、ステロイド軟こうを第一選択薬として使っています。西洋医学は対症療法です。症状が悪いものであり、それをなくすことが目的であれば、ステロイドがとても強力に効果を発揮します。

しかし、ステロイドを使わなかった場合に、その後、症状がどのように経過するのか、どのように対処すればいいのかはほとんどの医師にはわかりません。ステロイドを中止してずっと経ってから出る可能性のある悪影響についてもあまり知られていません。

つまり、ほとんどの医師は、「まずはステロイドを使う」以外の選択肢を知りません。

この現状において、ご両親が「ステロイドを使わない」という意志を持つのであれば、今後、それなりの覚悟と様々な事態への対処法を想定しておくことが必要となってきます。現時点では、意見を尊重してくれる医師（全国的に数はとても少ない）を探して協力関係を築くことが必須になるでしょう。

私は医師として、ステロイドを使った場合・使わなかった場合、その両方をみてきました。すぐに見た目が改善するのを優先するのか、その子の生涯の健康を考えるのか。どちらの選択も間違いではなく、私が患者さんの考えを強制することはできません。私は、本人やご両親の選択をできるだけ尊重し、経過を見守り、状況に応じてアドバイスさせていただいています。

しかし、多くのノンステ、脱ステの患者さんをみてきた経験から、なるべくステロイドを使わずに、お子さんと一緒に、ぜひともアトピーを乗り越えてほしいと思います。乗り越えた後には、達成感とともに、様々なものが見えてくるでしょう。

つらい症状を乗り切るためには、できるだけ多くの協力者を得ることが大切です。ノンステや脱ステをがんばっている子どもや家族がストレスを感じないように、温かく見守れるような社会であってほしいと思います。

②免疫抑制剤について

免疫抑制剤軟こう（プロトピック軟こう）はステロイド軟こうとは異なり、炎症を抑える作用はなく、免疫を抑える作用が強い軟こうです。アレルギー反応は免疫反応の一種ですので、免疫抑制剤の使用が考慮されるのです。

ステロイドが効かない炎症によらないかゆみを抑える作用が強いのですが、一方で刺激感が強い（痛み、ほてり感、ひりひり感、かゆみ）という特徴があります。

免疫抑制剤の軟こうは、最近では子どもに対しても処方される場合が多くなってきています。通常、最も強いステロイドを使っても症状の回復が得られない場合に使用が考慮されます。しかし、私は以下の理由により、子どもの免疫を抑制することによる影響はとても大きく、**とくに子どもではステロイド以上に使用を慎重にしなければいけない薬**だと考えています。

・症状を抑えることは、病気を根本的に治すことではなく、治癒の面からは、むしろ自然治癒力を抑えてしまっているという点

・ステロイドも免疫抑制作用があるが、免疫抑制剤はそれ以上に免疫を抑制する作用が強い強力な薬である。そのため、症状を抑えるだけではなく、体への負担が大きいと考えられる点

③保湿剤について

普段のスキンケアの重要性が強調され、湿疹を全く認めない子に対してまで予防的に保湿剤を使用した方が良いという意見まで出てきています。私はこの考え方には賛成できません。ステロイドと同様に保湿剤にも依存が出る可能性があることと、体には自然治癒力があり、少々の異常は自然に治す力が備わっていますので、何でも先回りして病気を予防することが良いとは思わないことが主な理由です。

保湿剤とは皮膚を乾燥から守り水分を保持し、柔軟性や弾力性を与えるものですが、効果からエモリエント効果とモイスチャー効果の2種類があります。

エモリエント効果は、皮脂の代わりとして油分の「膜を張り」、肌からの水分の蒸発を防ぐ効果で、外部からの刺激や感染を防ぐ役割もあります。

> 医師から処方される薬…ワセリン（鉱物油）
> 市販のもの…馬油（動物性）、羊油=ラノリン（動物性）、ホホバオイル、みつろう、セサミオイル（無焙煎ごま油）、シアバター（植物性）など

モイスチャー効果は「皮膚内部に浸透」し、水と結びついて肌の水分を保持する効果です。

> 医師から処方される薬…尿素、ヘパリン類似物質
> 市販のもの…水溶性コラーゲン、セラミド、ヒアルロン酸など

保湿剤は、基本的に皮膚の乾燥に対して使用するもので、炎症のない純粋な乾燥肌や正常皮膚でのバリア機能を高める目的で使われます。アトピーや湿疹に使う時は注意が必要です。これらは通常は炎症を伴いますが、保湿剤には炎症を抑える効果はなく、炎症がある肌にモイスチャー

効果のある保湿剤を使用するとむしろ炎症が悪化する場合があるからです。

炎症のある肌にも使える比較的安全な保湿剤は、肌に浸透しない油性のものでワセリンと、前述のホホバオイルなどエモリエント効果のある油です。

アトピーや湿疹には、通常ステロイドとモイスチャー効果のある保湿剤がセットで処方されますが、この場合はステロイドに強力な抗炎症作用がありますので、保湿剤の炎症を増強する作用が目立たなくなっています。


保湿剤についての私の考え方を示します。**炎症のない純粋な皮膚の乾燥に保湿剤を使うのは、過剰でなければとくに問題はないと思います。アトピーや乳児湿疹に対しては、ステロイドとともに保湿剤も使わないようにします。**すでに使っている場合は、なるべく早く保湿剤も止めてもらいます(脱保湿と言います)。理由はいくつかあります。

・皮膚が湿疹などの症状を出しているということは、皮膚は自ら治ろうとしている(自然治癒力が発揮されている)ということです。この状態で毎日保湿剤を使うと、皮膚は自ら治る必要がないと判断し、ステロイドほどではありませんが自然治癒力が出てきづらくなる(自然治癒力の邪魔をしている)。

・保湿剤が皮膚をコーティングすることにより、ステロイド剤の効果を増強し、同時にステロイド剤が皮膚から抜けるのを妨げてしまう。
・保湿剤にも明らかに依存性がある。証拠は、脱ステと同様に保湿剤を止める時にも強いリバウンドが起きることでわかります。それならばはじめから、とくに子どもには使用しない方が良いのです。

このように、ステロイドとともに保湿剤を使う、あるいはステロイドを使用した後に保湿剤を使うことが、実はアトピーや湿疹を最も治りにくくしています。とくに脱ステ中は、なるべく乾燥させた方が実際に皮膚の回復が早くなります。理論的に良くわかっていませんが、おそらく乾燥させることで、自らの機能である皮膚でのステロイド産生能が回復するためと思われます。

ですから、アトピーや乳児湿疹に対する実践的な対策として脱保湿に加え、入浴制限や大人では水分制限も効果があります（子どもでは脱水の危険があるため指導しません）。

ちなみに、皮膚のステロイド産生を回復させる効果があるものには、皮膚の乾燥の他に日光浴、タール剤の使用（現在は製造中止にて輸入品〈市販〉のみ）などが知られています。

④抗菌剤入り軟こうや感染症に対する対策

アトピーや乳児湿疹では皮膚のバリア機能がとても低下していますので、感染を起こしやすくなっています。アトピー性皮膚炎の患者の皮膚では、黄色ブドウ球菌やカビの仲間が増殖していることが多く見られます。皮膚の感染が見られる場合は、通常はいわゆる「とびひ」の状態になります。

本来とびひは、ほとんどの場合は何もしなくても軽快します。理由は、とびひが広がるのにも意味があり、広がるべくして広がり、広がるだけ広がったら自然に治るものだからです。

アトピーや乳児湿疹を認める子どもでも、ひどいとびひになる場合はまれなのですが、湿疹がない子どもに比べ重症化しやすい傾向はあります。見栄えや感染対策などの観点から、通園や通学を制限されることが多いため、実際には、抗生剤が使われることがほとんどだと思います。

最低限の抗生剤の使用を検討しても良いと思いますが、ホホバオイルやティーツリーオイルなど自然に近いもので抗菌作用を認めるものもたくさんあります。理解のある園や学校では、患部が触れないようにガーゼなどで保護する対応で十分であることを理解してくれます。自宅では患部を覆う必要はありません。

とびひを起こす菌は、たいてい黄色ブドウ球菌か連鎖球菌ですが、これらは、通常の皮膚では数が非常に少ないのですが常在菌です。つまり、これらが増えてとびひのように悪さするのは、数の多い常在菌である表皮ブドウ球菌やアクネ菌がダメージを受けているからで、相対的に増えているにすぎないのです。ですから、これらの正常な常在菌を傷めつけない生活が何よりの予防になります。

カビの仲間が増えてしまっているアトピーや湿疹の患者では、増えすぎた菌を一旦抑えるために除菌がとても効果を認めることがあります。除菌の方法には、抗真菌剤（抗生剤の一種）の軟こうやイソジンによる消毒が行われることもありますが、より自然な方法では、柿渋石けんの使用やお風呂にＥＭ菌を入れての入浴などが効果を認める場合があります。

また、アトピー性皮膚炎の患者では、水ぼうそうのウイルスが悪さをするカポジ水痘様発疹症を発症することがあります。この場合もほとんどの場合は自然に治るのですが、抗ウイルス薬もありますので使用することを検討しても良いでしょう。

アレルギーマーチを防ぐには体質改善が必要

「アレルギーマーチ」とは、元日本小児アレルギー学会理事長の馬場實先生が提唱した言葉です。簡単に説明すると、生まれながらにアレルギー性疾患を発症する素因（アトピー素因と言います）のある人が成長とともにアレルギー性疾患を次々に発症していくことが医師の経験上よく見られ、この現象をアレルギーの行進という意味でアレルギーマーチと呼んでいます。

たとえば、乳児期に湿疹やアトピー性皮膚炎を認めた子どもが、その後食物アレルギー、喘息、アレルギー性鼻炎や結膜炎、じんましんなどに移行したり、併発したりしていきます。そして、一部は成人型の喘息やアトピー性皮膚炎になっていきます。

機序はよくわかっていませんが、言われている原因はアレルゲンとの接触です。生まれる前からお母さんが接触することにより胎児がアトピー素因を持ち、生まれてから接触が限界を超えたら発症するというものです。しかしこれでは、ここ数十年で急速に増えた原因、なぜ発症する人としない人がいるのか、年齢とともにアレルゲンが変化していくなどの理由が説明できません。

私は、**アレルギーとは微生物との接触が減ったことによる免疫の調節異常**だと考えています。この素因は現代の先進国に住む人は、生まれる以前から共通に持っており、誰でもアレルギーを発症する可能性があります。アレルギーを発症しやすいという体質を根本的に変えなければ、次々に発症するのはむしろ当たり前といえるでしょう。

また、アレルギー性疾患を早期に治療することによりアレルギーマーチの進行を防止することが重要とされています。しかし、西洋医学における薬物治療は、基本的に対症療法です。アレルギー反応を抑えることはできますが、反応を起こす体質を根本的に解決しているわけではありません。もちろんアレルギー反応は抑えているので、次のアレルギー性疾患の発症率を下げることにはつながり、見かけ上はアレルギーマーチの進行を防いでいるように見えます。

しかし私は、これらの治療以上に、アトピー素因という体質自体を根本的に解決すること、つまり日常生活の改善が重要と考えています（具体的には「アレルギーに対する基本的な対策」P.209を参照）。

アレルギー検査はお勧めしない

アレルギーとは、免疫反応により特定の物質と接触した時に発症する健康障害をまとめて言います。アレルギー反応には、いくつもの種類があり、その検査にもたくさんのものがありますが、ここでは最も一般的に行われている血液検査について説明します。

血中抗原特異的ＩｇＥ検査は、アレルギー疾患が疑われる時に最も一般的に行われている検査で、血液中の特定の物質（抗原と言います）に対して特異的に反応する免疫物質（抗体と言います）の有無と量を調べる検査です。この検査は、食物アレルギー、アトピー性皮膚炎、気管支喘息、アレルギー性鼻炎、アレルギー性結膜炎のいずれの病気でも検査され、即時型のアレルギーの指標になっています。

物質の種類はほぼ無限にありますが、調べられるのは代表的な数百種類で、大きくは吸入系（ダニ、ほこり、花粉など）と食事系（卵白、牛乳、米など）に分かれています。疑われるものを数種類から数十種類にまとめたセットで調べられることが多いです。

私はあまりこの検査をお勧めしていません。お金がかかる、苦痛である、時間がかかる、不安が増えるなど理由はいくつもあります。しかし、最も大きな理由は、この**血液の検査結果と実際にアレルギー症状が出現することとは必ずしも一致しない**からです。

たとえば食物アレルギーでは、実際に食べてみた時の反応が重要で、血液検査の結果で食べることができるかどうかが決まるわけではありません。たとえば大豆に強い数値が出たからといって、必ずしも大豆で反応が出るとは限らないのです。

検査とは、その結果をもとに対策を考えるためにするものです。検査結果で食事の制限を決めないのであれば、はじめから検査する必要はないのです。

ただし、この検査は特定の抗原に対して簡単にアレルギーがあるかどうか、あるいは病気の推移の目安にはなりますので、食事の制限とは関係なくこれらを知っておきたい人は検査を受ければ良いと思います。

最近、血中抗原特異的IgG検査というものが注目され、これにより食べ物に対する即時型（通常すぐから2時間以内）ではなく遅延型（数時間から数週間）のアレルギーを検査できると言われてきました。様々な体の不調を抱える方が自分で調べてこの検査を希望したり、あるいは医師から勧められたりする場合があります。

しかし、この検査はある特定の食事性抗原に対する特異的な抗体の存在を確認できるだけであり、食物アレルギーの診断ができる検査ではありません。さらに、この検査には保険適用はなく、自費での検査になり、通常は海外の検査会社に血液を送ることになりますので、時間（数週間から数ヶ月）も費用（数万円）もかかります。

日本アレルギー学会も日本小児アレルギー学会も、食物アレルギーの診断としてこの血中抗原特異的ＩｇＧ検査を推奨しないことを学会の見解として公式に発表しています。一番の理由はアレルギー症状を認めない多くの方もこの抗体を持っているからです。

私は以上の理由から、血中抗原特異的ＩｇＥ検査と同様に、血中抗原特異的ＩｇＧ検査もお勧めしていません。

●食物アレルギーが疑われる際の食事法

では、実際食物アレルギーが疑われる時に、どのように食事を進めるか、私の考えを以下にまとめます。**基本は「食事の制限はしない」ことで、検査の値にかかわらず、食べられるものを増**

やして良いでしょう。

新しい食材を食べ始める時の原則は以下の2点です。

①日中の時間帯にごく少ない量から始め（1日にひとさじ程度から）、大丈夫なら量を増やしていく

②加工（加熱）したものから生のものに近づける

このときに明らかにじんましんや全身のかゆみ、嘔吐・下痢のような症状が出る食材は、食べさせるのを止め、半年から1年後に再び慎重にトライします。ご両親が不安な場合、アナフィラキシーなど強い反応が出る場合は病院で相談し、医師の管理下での負荷試験が必要になる場合もあります。

第6章

ワクチン、感染症

ワクチンを打つ前に・総論

はじめに最も重要な事実を述べます。**現在日本で行われているすべての予防接種は「義務」ではありません。**「義務」ではありませんので、予防接種を受けるか受けないかは、ご両親が決めて良いということです。お子さんが理解できる年齢であれば、ぜひお子さんも含めて話し合って、受けるかどうかを決めてください。

定期接種は義務で任意接種は義務ではないと勘違いしている人がとても多いのです。ワクチンについて正確な情報を与えなければならない立場の人、たとえば、医師、看護師、助産師、保健師、教師などもよくわかっていないことがありますので注意が必要です。

1994年の予防接種法の大改訂で、国が強制的に行う国民の義務という形を廃止して、国民が受けるように努めるという「努力義務」に変わりました。改正前の強制接種の時期は、予防接種後に何か問題が生じた場合は国に責任があったので、予防接種後の裁判では、ほぼ国が全敗している状態だったのです。ですから、予防接種法を改正し、予防接種を受けるかどうかの判断(責任)を国から両親や保護者に移したということです。

現行の予防接種法では、国民は予防接種を受けるように努めなければならないと「努力義務」は定められています。しかし、「努力義務」は「義務」ではないのです。受けなかったとしても罰則などの規定は一切ありません。

たとえば、予防接種の勉強をし、自分あるいはお子さんに受けさせる努力をしたけれど、予防接種を受けることのデメリットがメリットを上回っていると判断した場合は受ける必要はないのです。あるいは、予防接種を受ける前には必ず同意書にサインする必要があります（受けさせようと努力した）が、納得できなければ同意しなくとも良いということです。

ですから、どのような理由があっても、少なくとも他人（学会、医師、看護師、保健師、教師、児童相談所……）が予防接種を受けることを強制することはできないということです。お勧めするという範囲内にとどめることは問題ありませんが、強要することは日本国憲法が保障する「基本的人権」の侵害に当たります。予防接種を受けることは義務ではなく、権利であるという、この最も重要なことをまず押さえてください。

現在の医師のほとんどが予防接種を勧めるという考えだと思います。私たち医師は医学教育の段階からワクチンの有効性を徹底的に教え込まれます。目にする情報（教科書、論文、学会、慣例）のほとんどは、疑問すら持たずに推奨することが正しいという意見です。

医師は、自分たちのみが医学の専門家であるという（国家資格を持った西洋医学の専門家という意味においては全く間違いありません）誇りもプライドもあり、知識不足などの弱みを見せられない立場ですので、患者さんに説教までして勧める（自分の考え以外を認めない）という多くの医師の行動理由もわかります。真面目な医師ほど使命感などからそのようにするかもしれません。

私自身もかつてはほとんどの医師と同じように、何の疑問も持たずにワクチンの接種を勧めていました。予防接種は大人よりも子どもの方が圧倒的に受ける機会が多いですから、小児科医である私は最もワクチンを受けさせる立場にいたことになります。

さらにその後、ウイルス学の博士号を取り、実際に米国のＮＩＨ（国立衛生研究所）でロタワクチンの開発に携わっていた時ですら、恥ずかしながら、この後に説明するようなワクチンの知識は全く持ち合わせていませんでした。

つまり、小児科医であり、ウイルス学、ワクチン学の専門家であった時でも、予防接種を受けさせることについて疑問すら持っていない状態であったということです。

現在は医師を含め、国、厚生労働省、市町村、保健所、専門家、マスコミ、学校が一体になってワクチンの接種を強力に勧めているのですが、かつての私のように、誰もワクチンについて本当のことを知らないと言って良いと思います。

ここで述べる情報は、ほとんど私の独学によるものですが、様々な情報を集めている際にワクチンについての疑問が生じ、その後徹底的に調べたことのまとめになります。

●予防接種を受けるかどうかに決まった答えはない

現在の私の考えをまず明確に示しておきたいと思います。「予防接種を受けるかどうかに決まった答えはない」ということです。

一概に予防接種を受けることを否定しているわけではありません。すべての予防接種にはメリットとデメリットがあり、何をメリットとし、何をデメリットとするのかは人により異なるのが当たり前だからです。人には知識や経験、立場、考え方に様々な違いがあり、それにより出てくる結論が異なります。ですから、たとえば私がどんなに勉強したからといって、それは私が考えるメリット・デメリットであって、決して強制することはできないということです。

そのため、予防接種を受けるかどうかを決めるためには、人から聞くだけでなく、まず自分たちで勉強をしてくださいとお伝えしています。勉強した上で、メリットがデメリットを上回っていると思えば受ければ良いし、デメリットがメリットを上回っていると思えば受けなくても良い。つまり当たり前のことを当たり前にすることであり、決して強制されるものではありません。

勉強するにあたってですが、ネットなどの情報は、重要なことも多い反面とても偏っています。また「絶対受けさせなければならない」という意見か「絶対受けさせてはいけない」という意見かの両極端のものが多い傾向があります。医学的な知識の少ない一般の人が情報を調べれば調べるほど、何が正しいのかわからなくなります。

予防接種の推進派に多いのですが、権威がある、有名である、同意する意見が多い、今までそうだから……というのは科学的ではありません。**論文に書いてあるから必ずしも科学的で正しいというわけでもありません。**

論文を読む時に、いくつか注意するべきことを書いておきます。まず、事実だけが述べられているのが論文ではありません。統計を使って解析することが科学論文では求められますが、このことがかえって意味をわかりづらくすることがあります。結論だけでなく、考察でどのようにでも結論を誘導できます。論文や雑誌には審査する人がおり、その人の意向に左右されます。

研究者の間では常識ですが、現代は残念ながら論文の改ざんはある意味当たり前になっています。もちろん、真面目に行っている研究者もたくさんいますが、一般の医師や専門家であっても改ざんがあるかないかを判断することが非常に困難ということです。

一方、反対派の意見に多いのですが、確認できない情報をたくさん集めて説明している場合が多く見られます。この場合は、かえって信用を失う可能性があります。本書では、混乱を避けるために、可能な限り確実な情報だけをまとめています（つまり確認できる事実だけを述べることにするということです）。


現代の日本では、ほとんどのお子さんが予防接種を受けていると思いますが、正しい知識を持って受けているわけではありません。一般的には、赤ちゃんが生まれて2ヶ月ほどから予防接種が始まります。この時期は心身ともに、とてもではありませんが余裕を持って勉強できるような状態ではありません。みんな受けているから、医師や保健師、マスコミが勧めているから、案内が来たから、義務だと思っているから……など、盲目的（半強制的）に受けているのが現状です。

妊娠中や妊娠前から余裕を持って勉強し、お子さんの現在および将来にとって何が大切であるかを基準にして決めていただきたいと思います。

●何を勉強したら良いか

では、予防接種についてどのようなことを勉強したら良いでしょうか？　私がいつも勉強会などで「予防接種を受ける前に考慮すべきこと」としてお伝えしていることをまとめておきます。

①ワクチンに関する法律・憲法

②ワクチンの歴史的意味

③ワクチン以外の感染症対策

④ワクチンの効果……短期、長期、ブースター効果など

⑤ワクチンの副作用……短期のもの、長期のもの

⑥感染症の意味……感染症にかかることは悪いことなのか？　常在菌を排除することの意味は？

⑦感染症のタイミング……感染症にはかかるべきタイミングがある

⑧ワクチンに含まれるもの

⑨ワクチンを受けること・受けないことによる影響

　自分の子ども、他人の子ども、社会全体

子どもの今、子どもの将来、次世代の子ども、未来の子孫たち
自分たち、人類全体、生物全体＝環境
微生物の排除が現代病増加の最も根本の原因であること

⑩論文の信頼度、改ざん問題

論文に書いてあるから正しいのか？
その論文（専門家・学会）にはどこから資金が出ているのか？

それぞれの予防接種について、これだけのことを個人で勉強されるのはとても難しいかもしれません。しかし、それでも可能な限り勉強されることをお勧めします。お子さんのことを本当の意味で守れるのは、国でも、保健所でも、医師でも、教師でもなくご両親だけなのです。様々な勉強会に参加されたり、詳しい人と話し合ったり、意見を交換し合うことも大切です。

ここでたくさんの項目を挙げたのは、予防接種を受けるか受けないかは、効果（メリット）だけでも、「受けていないから他の人に感染症を移すとんでもない人である」というような短絡的な考えだけでもなく、その他の様々なメリットやデメリットを可能な限り考慮して総合的に判断されるべきと考えているからです。

そして、自分のお子さんのことを真剣に考えて勉強された方に対して、受けさせないことを「虐待」などという一括りの言葉で非難すべきではありません。ごくごく一部にネグレクト、つまり虐待のようなケースがあるかもしれませんが、それを本当の意味で判断するのが医師、保健所、児童相談所などの専門家としての本来の役割ではないでしょうか。

もちろん虐待は許されるものではありません。しかし、どのような決定も、お子さんのためを考えた上での決断であれば尊重されるべきで、少なくとも強い立場から強制されることがないような社会になることを願っています。

定期接種と任意接種の違い

予防接種には定期接種と任意接種があると説明しました。まず、この違いを簡単に説明します。定期接種は国の依頼を受けた自治体が積極的に勧奨（勧めるという意味です）する予防接種です。任意接種は個人が受けることを任意で選択する予防接種です。どちらも義務ではないという点は共通していますが、いくつか異なる部分があります。

かかる費用の面からは、定期接種は決められた期間内であれば、ほとんどすべての自治体で無料で接種することができます。決められた期間内を過ぎると任意接種として扱われますが、自治体により対応が異なりますので、それぞれの地域に確認するのが良いでしょう。

一方の任意接種は、予防接種の種類によっては一部あるいは全額、費用の補助が出る自治体もありますが、基本的には自費での負担になります。

もう一つの大きな違いは、何か問題が起きた時の費用などの救済制度です。定期接種は自治体が接種することを積極的に勧めていますので、予防接種後に副作用などの問題が生じた場合には国が救済する制度があります。任意接種も救済制度がありますが、救済機関が異なります。制度上は定期接種の方が手厚い救済になっていますが、問題があって申請した場合に必ずしも認定されるわけではなく、いくつもの審査を通す必要があります。

●ワクチンの歴史的意味

まず、重大な事実ですが、**歴史的に見て、人の生命に関わるようなほとんどの感染症の大幅な減少（患者の発生数、死亡率とも）は、ワクチン導入以前に起こっている**ということです。ほとんどの医師や専門家もこの事実を知りません。教科書にも書いていません。私も自分で調べるまで全く知りませんでした。

理由は、教科書やワクチンの解説書では、それぞれのワクチンが始まってからの患者数や死亡率の変化しか書いていないからです。ワクチンの本当の効果を確認するためには、ワクチンが始まってからの変化ではなく、始まる前、とくに100年~200年以上の長期の経過を見る必要があります。

このことを知るだけでも多くの人（とくに医療関係者）の予防接種に関しての考え方が変わるのではないでしょうか。とくに人の生命に関わるような重篤な感染症であればあるほど、この傾向が強くなります。

かつての日本では、人の生命に関わる重大な感染症として、大正時代以前は様々な伝染病というものがありました。具体的には、コレラ、赤痢《せきり》、腸チフス、パラチフス、痘瘡《とうそう》（天然痘）、発疹チフス、猩紅熱、ジフテリア、ペストの9種類で、これらの感染症により、毎年、日本だけで数千から数十万人もの人の生命が失われていました。

これらの病気は現代の日本では全くと言って良いほど見られませんが、これらのうちワクチンが作られたのは痘瘡（天然痘）とジフテリアのみです。つまり、ワクチンがこれらの感染症を克服したわけではないということになります。

次ページに、現在、予防を目的にワクチンが使用されている感染症の患者数、死亡数の推移を示します。すべての感染症は患者数、死亡率ともにワクチンの導入以前から激減しています。むしろワクチンの導入により患者数、死亡率の減少が鈍くなっているものもあります。死亡を含む重篤な感染症は、先ほどの伝染病と同じように、ワクチンが征圧したわけではないことは明らかです。

では、重篤な感染症の患者数、死亡率ともに著明に減少した要因はどこにあるのでしょうか？

それは、**公衆衛生の向上、とくに「上下水道」の普及**にあります。世界中のどの先進国でも、上下水道が完備されるとともに、ワクチンや抗生剤が登場する前から、とくに生命を脅かすような危険性のある感染症が激減しているのです。

その他にも、国民の栄養状態の改善、密閉・不潔な状況で多数が同居しているなどの生活環境の改善、細菌感染症では抗生剤の登場なども感染症の征圧に貢献しているでしょう。

つまり、現在の日本の状態（衛生環境、栄養状態など）でワクチンを打たなかったとしても、ワクチンの対象となっている感染症での死亡などの重症化はほとんどないと考えられます。

感染症の患者数・死亡数はワクチン導入以前から激減している

（出典は P.399）

図5

カナダでの結核の死亡率

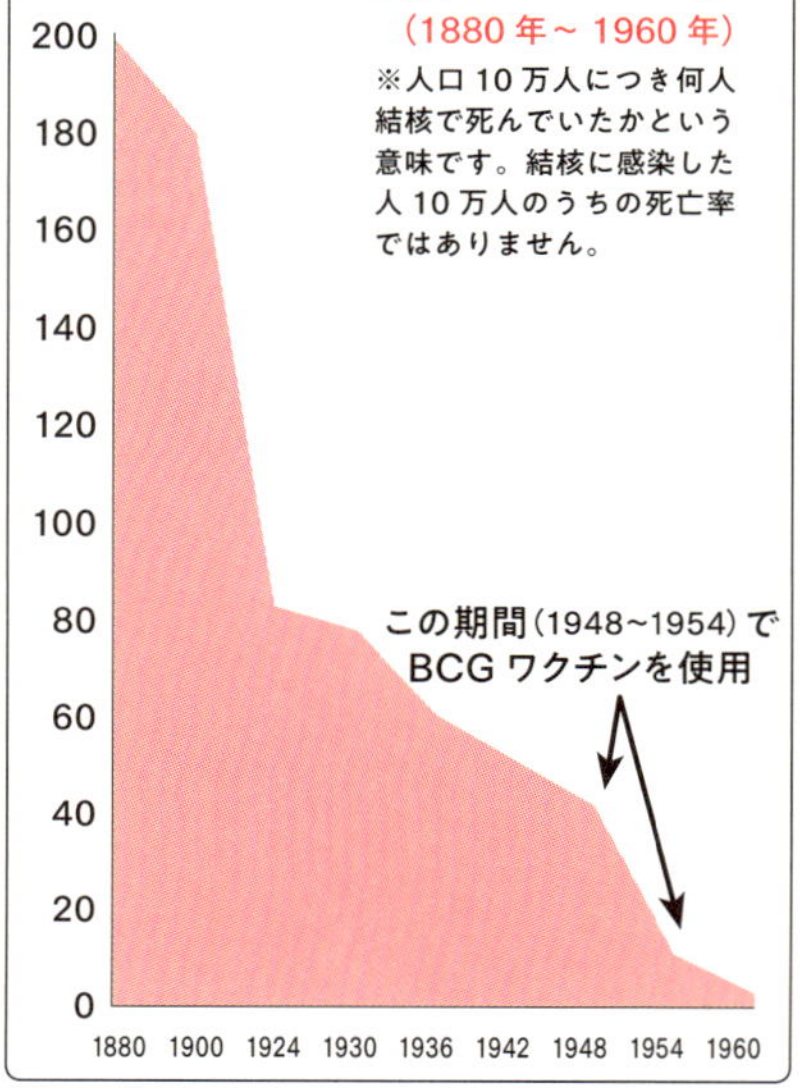

（1880 年～ 1960 年）
※人口 10 万人につき何人結核で死んでいたかという意味です。結核に感染した人 10 万人のうちの死亡率ではありません。

図6

カナダでの麻疹の罹患率

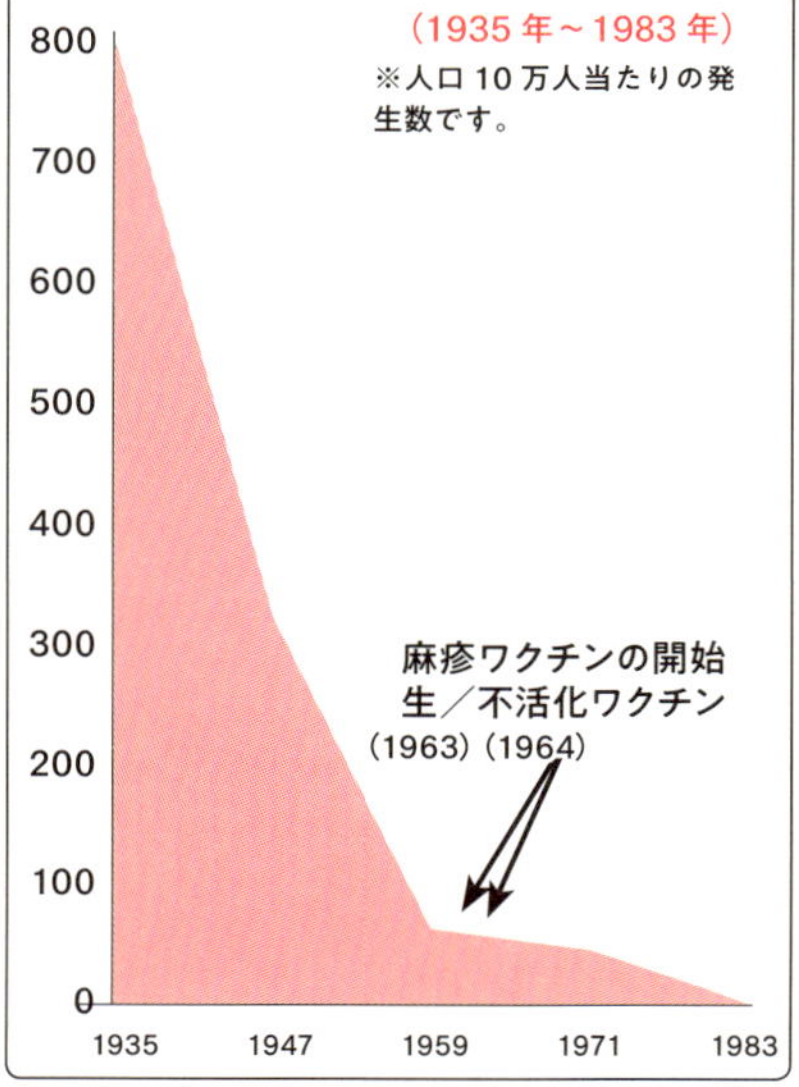

（1935 年～ 1983 年）
※人口 10 万人当たりの発生数です。

図7 アメリカでの結核の乳児の死亡率

（1900年～1960年）

※乳児10万人のうち結核による死亡数です。

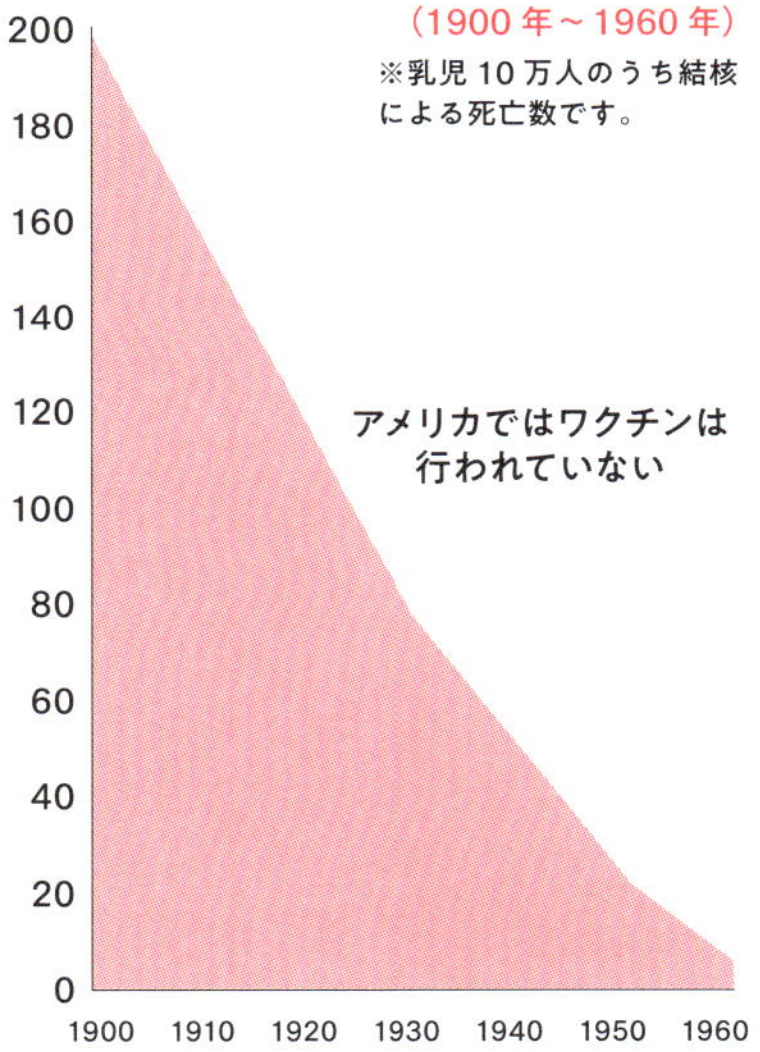

図8 アメリカでの猩紅熱（溶連菌感染症）の死亡率

（1910年～1958年）

※死亡率の意味は図5と同じです。

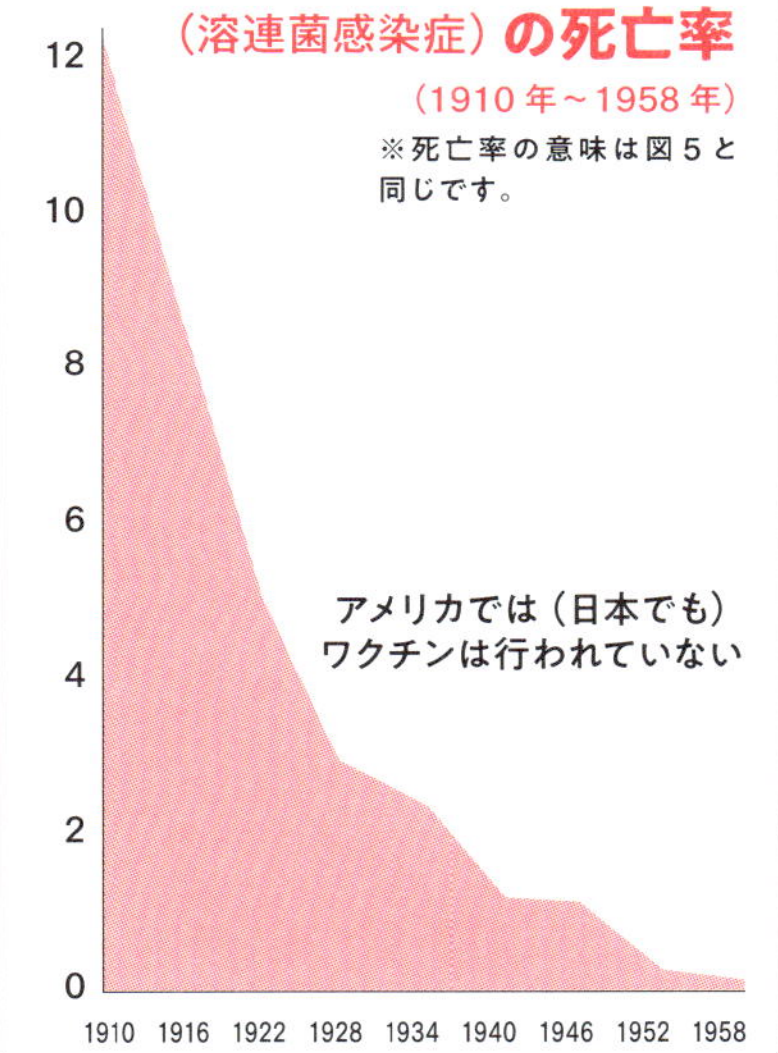

図9 アメリカでのインフルエンザの死亡率

（1933年～1965年）

※死亡率の意味は図5と同じです。

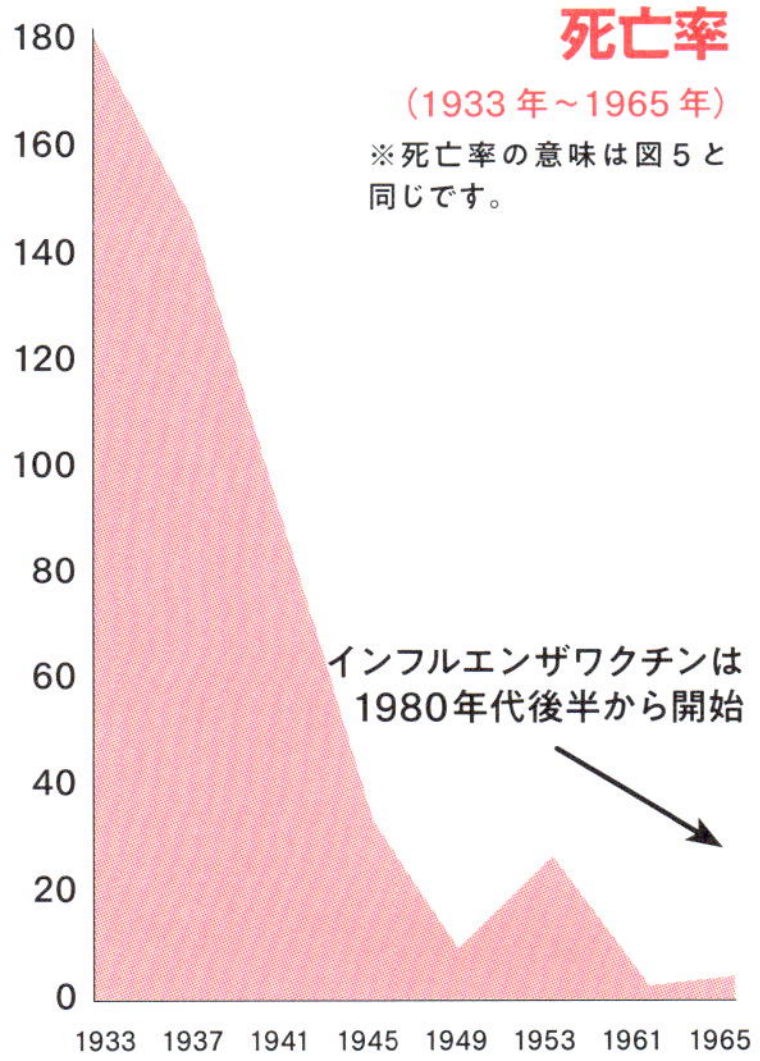

図10 イギリスでの百日咳の死亡率

（1850年～1965年）

※死亡率の意味は図5と同じです。

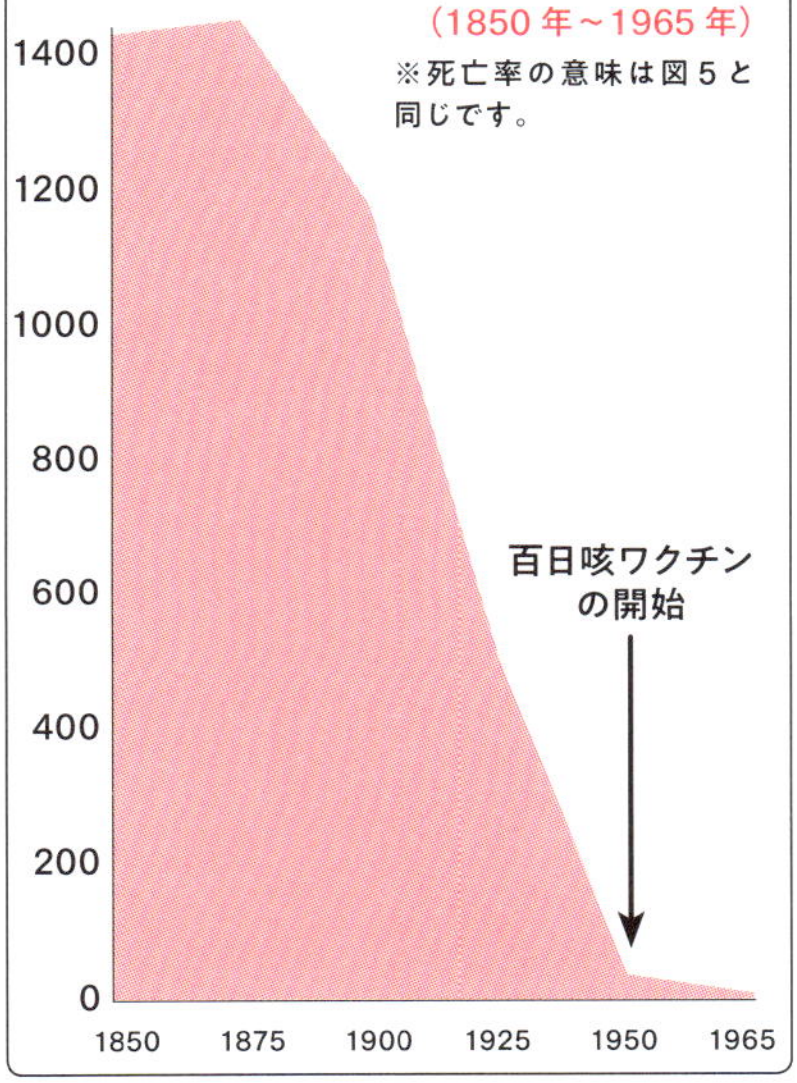

ワクチンの効果

それぞれの予防接種は効果が異なります。予防接種の効果は「有効率」として計算で決められることが多いのですが、これは、一般の薬とは違う考え方になります。

簡単に説明すると、有効率とは予防接種を受けた場合に、受けなかった場合と比べてどのくらい病気の発症を減らせるのかを簡単に計算して示すものですが、本来は効果の「可能性」を示すものであり、効果を確かめるものではないのです。有効率はデータの解析方法により全く変わってきますし、実際に同じ病気に対する予防接種でも論文により有効率は大きく異なります。

推奨派は有効率の高い論文を持ってくることが多いですし、逆に反対派はできるだけ有効率の低い論文を持ってきます。論文には改ざんや統計学的手法により結論を誘導しているものも多くあります。それぞれの論文の問題点を重箱の隅をつつくように検証していることも多いのですが、結論ありきの水掛け論になりがちです。

一言で効果と言っても、抗体値の上昇（予防するであろうという検査の値としての効果）、感染を防ぐ効果、感染は防げないが発症は防ぐ効果、発症も防げないが重症度や合併症の発症を低くする効果など様々なものがあります。**それぞれのワクチンでどのような効果を期待しているのかが異なります。**本や論文などが何の効果を意味しているのかにも違いがあるので注意が必要です。一般には感染を防いでくれることを効果と考える人が多いと思います。あるいは感染を防がなくとも重症化や合併症を防ぐことを期待するでしょう。

また、よく知られていませんが、**重症化を防ぐということを直接証明することはできません。**重症化を防ぐという効果を厳密に評価するためには、同じ人が同時にワクチンを受けなかった場合と受けた場合で、感染した時の症状の重さを比較しなければなりませんが、もちろんそのようなことは不可能だからです。

●免疫がつくとはどういうことか

ワクチンを受けた場合に、効果がどの程度続くのかもとても重要ですが、ほとんどのものはよくわかっていないのが現状です。一般に、**予防接種によってつく免疫は、自然に感染してつく免疫よりはるかに低い**のは間違いありません。自然感染では、1回の感染で一生の免疫がつくことが多いのです。

ここで言う免疫の意味について確認しておきます。一度ある病原体にかかると、同じ病原体で二度と発症しないことを、その病原体に対する免疫がついたと言います。しかし、免疫がついてからも、実は時間が経つにつれ、発症を防ぐ効果は自然に低下していきます。この効果がなくなった後は、いつでも再び感染し発症する可能性があるということです。

この効果が完全になくなる前であれば、同じ病原体に接触すると、感染はするのですが、発症はせずに、この病原体に対する免疫力が増強されます。これを**ブースター効果**と言います。

自然感染では、強い免疫力がつくため、ほぼ1回の感染で一生効果が持続するのです。また、仮に免疫力が低下してきても、周りで発症した人が出るたびに、本人は発症しないままブースター効果で免疫力を増強していたのです。

予防接種でつく免疫の効果がいつまで続くのかは、予防接種の種類の違いや個人差もあり、厳密にはわかりませんが、思ったほど長く続かないものが多いのです。現代のように公衆衛生が完備されている状態で予防接種を徹底すると、周りで発症する人がいなくなりますので、ブースター効果を得ることもできず、ますます免疫が早く切れるため、後になってかかる可能性が高くなるのです。

●水ぼうそうと帯状疱疹の関係

一例として、水ぼうそう（水痘）と帯状疱疹の関係を説明します。水ぼうそうは、年齢が低いほど、とても症状が軽く、かゆみのある発疹（水疱）が出る以外は、微熱ぐらいで数日から1週間ほどで治ります。水ぼうそうのウイルスは、一度感染すると、水ぼうそうが良くなっても完全には排除されず、生涯にわたって症状のないまま神経細胞などに残ります。

何らかの理由で免疫力が低下した時にこのウイルスが再び活性化し、発症するのが帯状疱疹です。帯状疱疹はとても厄介な病気で、発疹（水疱）自体は数週間ほどで治りますが、帯状疱疹後神経痛というとても強い痛みや不快感が、数ヶ月から数年にもわたって一部の人に後遺症として残ることがあります。

現在（2014年以降）、水痘ワクチンは定期接種に組み込まれています。つまり、受ける年齢になった子どものほとんど全員が接種を受けています。ワクチン接種では、自然感染に比べるとても弱い免疫しかつきません。定期接種でワクチン接種をほぼ全員に徹底すると、自然感染に比べ弱い免疫しかつかない上に、ブースター効果も得られず、すぐに免疫が切れることになります。ですから、今後、帯状疱疹患者数の大幅な増加と低年齢化が予想されます。

しかし、一般には、水ぼうそうの症状が軽い方が（つまりワクチンを接種した方が）、その後の帯状疱疹の発症や重症度が低くなるとされています。しかし、帯状疱疹の発症の予防や重症度の低下には、免疫の中でも、細胞性免疫が強く関係していることがわかっています。詳しい解説はここでは省きますが、細胞性免疫も免疫反応ですので、症状がしっかり出るほど強化されます。実際には、症状が強い方がその後の免疫を強く誘導し、帯状疱疹の発生を防ぐと思われます。だからといって、これを補うために何度も繰り返し予防接種をすることは、副作用の面からも、経済的な面からもお勧めできません。

●予防接種を徹底するほど人類全体の免疫力は低下していく

さらに大切なことは、次世代への影響を考えることです。お母さんが妊娠中にへその緒を通して赤ちゃんに免疫力の一部を渡す仕組みがあり、これを**母子免疫**と言います。この免疫は生まれてから1歳位までの最も免疫力や抵抗力のない赤ちゃんを守るために大切なものです。この免疫力が消えてから、赤ちゃんは様々な感染症にかかり、自分の免疫力をつけて成長していきます。すべての感染症には本来かかるべき時期があり、母子免疫とは、子どもが感染症に自然にかかるべき時まで赤ちゃんを守る自然の働きと考えることができるのです。

母子免疫は、お母さんの持つ免疫力の一部から渡されますが、予防接種でついた免疫力は弱く、現代ではブースター効果も得られにくい状態です。つまり、子どもたちに引き継いでいく肝心なお母さん自身の免疫力がなくなってきているのです。一代ですら、すでに免疫力が大きく低下していますから、今後、世代を経るとどうなるでしょうか。

予防接種で防げる病気はVPD（Vaccine Preventable Diseases）と名付けられ、可能な限り予防接種を受けることが勧められていますが、どのような軽い感染症も防ぐことが本当にいいことなのでしょうか。むしろ、軽い感染症にはかかって強い免疫をつけた方がいいのではないでしょうか。予防接種を徹底すればするほど、人類全体の種としての免疫力は低下していくのです。

●自然界に存在するものにはすべて意味がある

予防接種を推奨する理由として、予防接種の効果を挙げる人が多いです。予防接種には効果があり、受けないよりも受けたほうが感染や発症する率が下がる。あるいは、発症しても重症化を防いだり合併症の頻度を低くしたりするという意見です。

すべての予防接種に当てはまるわけではありませんが、これらの多くは事実だと思います。ただし、**ワクチンを受けるかどうかは一時的な効果だけで決めるものではありません。**副作用や次世代、環境に対する影響が全くなければ、これらの効果だけで判断して良いかもしれません。また、効果がどのくらい続くのかわからないものも多いのです。

次に、感染症や合併症が悪いものであるという考え方に立てば、可能な限り防ぐことをメリットと考えて良いかもしれません。これは、当たり前にそのように考える人がほとんどかもしれません。

しかし、自然界に存在するものにはすべて意味があるという考え方からすれば、感染症にかかることにも理由があるかもしれません。**たとえば、かぜをひくことにも意味があり、炎症を起こして体の様々な部分を修復しているとも考えられます。**実際に、かぜの時に痛んだ部分（肩や腰などの節々）が、かぜが治った後に楽になっていることは誰でも経験があると思います。

また、主に乳児が経験する突発性発疹という40℃ほどの高熱が3日ほど出る病気があります。この突発性発疹を発症することで、乳幼児の最も難治性のてんかんの一つであるウエスト症候群が治ってしまうことがあります。突発性発疹を起こしたウイルスが、この病気の経過中に神経系を調節している可能性があります。

このように、本来はすべての感染症にはかかるべきタイミングや意味があるのかもしれません。自然に起こっていることに間違いはなく、予防接種だけが感染や発症、合併症を予防する手段ではないのですから、他の選択肢があっても良いのです。

感染症にかかることはつらい経験かもしれませんが、つらい経験を乗り越えることにも意味があり成長できるチャンスでもあるのです。

子どもが経験する様々なつらいことを、親がすべて先回りして取り除くことが、必ずしも強い子どもを育てることにはなりません。普段から生活のあらゆる面を自然に合わせることにより、免疫力や抵抗力を可能な限り高めておき、子どもが自分の力で感染症を乗り越え、成長する機会を与えるという選択肢があっても良いのではないでしょうか。このことが本当の意味で重症になることや合併症を防ぐことだと思います。

インターネットなどではすべてのワクチンに効果がないという極端な情報もありますが、もちろんそのようなことはなく、少なくても短期的には効果があるものもたくさんあります。

一方で効果が全くないかほとんどないワクチンもあります。たとえばインフルエンザワクチンの感染予防効果とBCGの肺結核の予防効果は、解析期間が長ければ長いほど、解析人数が多ければ多いほど、効果は限りなく0％になります。

ただし、効果がものすごく低いものも含めて、可能な限り子どもにはつらい経験をさせたくないという考え方があっても良く、もちろんそれも尊重されるべきだと思います。

このように、どのような視点からものを見るかにより、メリットやデメリットは全く異なるのです。繰り返しますが、憲法の基本的人権の立場からも法律の面からも、予防接種を受けることは義務ではないのですから、親が子どもたちのことを十分に考えた選択は尊重されるべきだと思います。

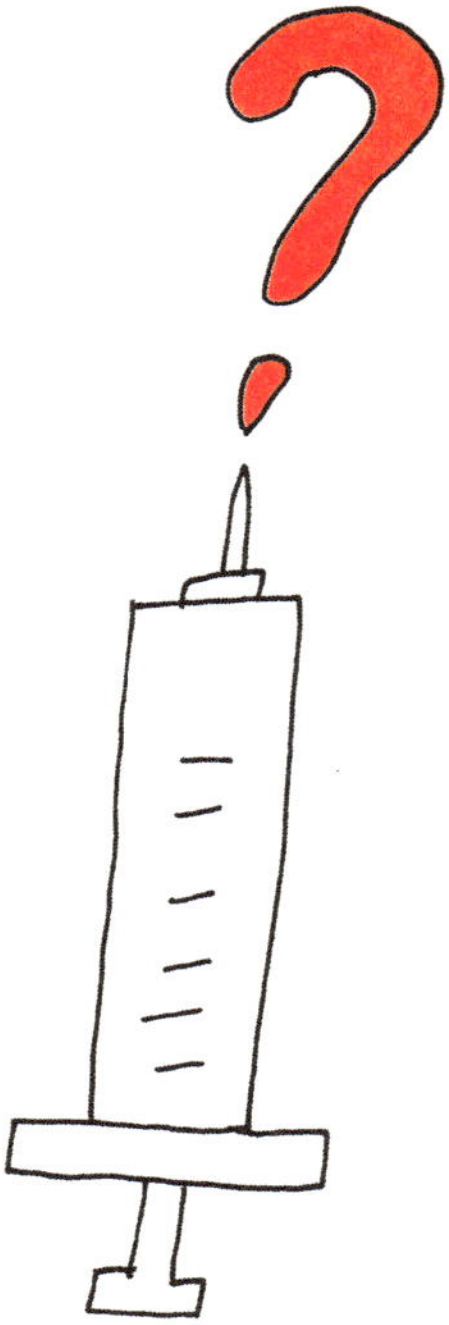

ワクチンの副作用

ここでは、副作用と副反応を区別せず、一般にわかりやすい「副作用」で統一します。

すべての薬と同様に、ワクチンには副作用があります。また、**すべてのワクチンは劇薬に指定されています。** 劇薬とは、死亡を含む重篤な副作用が起こる可能性のある薬物で、管理する棚も通常の薬物とは区別して保管するように指導される薬物です。

副作用には、接種してから比較的すぐ（通常は28日以内）に発生する短期のものと、接種後時間が経ってから発生する長期のものがあります。ほとんどの医師は、このうち短期の副作用にしか注目しません。短期の副作用は、接種してからすぐに発症することが多いため、予防接種との因果関係がとてもわかりやすいためです。実際に、なされている報告や論文の数も多いです。

短期の副作用には、発熱、下痢、接種部の腫れ・発赤・痛みが多く見られます。中には、全身の筋肉の麻痺が起こるギランバレー症候群のように重症なものや、アナフィラキシーショックのように生命に関わるものもあります。また、生ワクチンの場合は、接種をした微生物の感染症が発症する、あるいはそれにともなう合併症が見られることがあります。

しかし、私は、**ワクチンの副作用の一番の問題点は、接種後時間が経ってから出てくる長期の副作用にある**と思います。なぜなら、予防接種の副作用は、免疫をつけるためのウイルスや細菌自体によるものよりも、ワクチンに含まれる添加物によることが多く、これらは体に長期的に影響を及ぼすものがほとんどだからです。長期にわたって免疫をつけるのが目的ですから、長期にわたる副作用を併せて考えるのは当然のことでしょう。

実は、長期の副作用に関してはほとんどの医師は全く知らないと言って良いと思います。ワクチン接種から時間が経てば経つほど、ワクチン接種と副作用との間の因果関係を証明できなくなります。この場合、副作用が発生した原因としてワクチン以外にも非常にたくさんの因子を考慮しなくてはならなくなるからです。

実は、因果関係がわからないという理由で、ワクチン接種後28日以降に発生した副作用は、ほとんどが「予防接種との関連は不明、もしくはない」とされてしまうのです（ＢＣＧだけは例外的に、28日以降に発生したものも副作用として考慮されます）。ですから、長期の副作用に関しては、ほとんど解析されておらず、報告や論文もとても少ないのです。また、たとえ報告されてもほとんどの医師は注目すらせず、長期の副作用などないという認識になってしまうのです。

しかし、一般に知られていないからといって副作用が発生しないわけではないということです。注意深く情報を集めていくと、予防接種と長期の副作用との関連を示す報告も出てきます。

ワクチン接種の有無による子どもでのその後の病気の発生率を見ると、かぜ、中耳炎、副鼻腔炎、アトピー、喘息、花粉症、自己免疫疾患、糖尿病、多動、けいれん、発達障害、睡眠障害など、調査したすべての病気で発生率が高くなります。

また、**予防接種は、健康な子どもに打つものであることも、とても重要な点です。**つまり、打つことにより子どもたちに害を起こす可能性がある行為ということです。ですから、すでに病気である子の治療のために使う薬以上に慎重に使う必要があるということです。

効果のいかんにかかわらず、ほんのわずかの副作用も防ぎたいということを最優先にするという意見があってもいいですし、逆によく因果関係がわからない長期の副作用が出るかもしれないが、効果を期待するという意見があってもいいのです。**繰り返しますが、何をメリット、あるいはデメリットと考えるかは、人により異なるのが当たり前なのです。**

ワクチンには何が含まれているか

ワクチンには何が含まれているのでしょうか。これを解説する前に、まず、ワクチンの種類を説明します。現在日本で使われているワクチンには、生ワクチン、不活化ワクチン、トキソイドの3種類があります。

生ワクチンは、生きている微生物から作るワクチンです。弱毒株といって、人に感染はしますが、発症しないほどの弱いウイルスや細菌を選んだり、作ったりして使っています。弱いウイルスとはいえ、人に感染し、体内で増殖しますので、不活化ワクチンよりは自然感染に近い強い免疫を誘導できます。ですから、他のワクチンに比べて、投与回数が少なくてすむ、アジュバント（後述します）などの添加物が少なくてすむという利点があります。

欠点としては、弱毒化されているとはいえ発症することがあるし人に移すこともある（2次感染と言います）ことです。また、生きているウイルスや細菌を使っていますので、微生物が時間とともに変異し、強毒化するなど、性質が変化する可能性があります。

不活化ワクチンは、ウイルスや細菌を薬剤で変性させ、感染する能力のなくなった（不活化、殺菌）ものを使っているワクチンです。感染させる能力はありませんので、体内で増えもしないし、発症することもありません。ですから、免疫を誘導する力が弱く、投与回数を多くしないと免疫をつけられないため追加接種が必要になります。強い免疫をつけるためにアジュバントなどの添加物が多く使われます。

トキソイドは、細菌のつくる毒素だけを取り出して、毒性をなくしたものです。特性は、免疫を誘導する力が弱い不活化ワクチンと同様と考えて良いでしょう。

注意すべきことは、ワクチンはウイルスや細菌に対する免疫をつけるために投与するものですが、免疫をつけたいウイルスや細菌、成分以外にも非常にたくさんのものが入っていることです。あまり深く考えられていませんが、ワクチンを接種する時に必ず考慮した方が良いでしょう。

では、ワクチンに含まれるものについて説明します。

①アジュバント（免疫賦活剤）

ワクチンは自然感染に比べ、免疫を誘導する力がとても弱いという特徴があります。一般に感染症では、感染する、増える、発症するというプロセスが起こります。免疫は生体を防御するシステムですので、このプロセスが強ければ強いほど、体は強力に反応し、強い免疫を誘導するのです。

ワクチンは、発症しないまでにこれらを抑えたものなので、免疫を誘導する力が弱いのはワクチン自体の宿命といえるでしょう。これにより生じる問題としては、免疫の効果がすぐ切れてしまうこと、母子免疫が低下すること、何回も追加して接種する必要があることなどです。

これを解決するために使われるのがアジュバントで、免疫賦活《ふかつ》（増強するという意味です）剤といいます。アルミニウム塩、エマルジョン（スクワレンを含む）、毒素などがあります。アジュバントを使用しても十分な効果が得られるとは限りません。

②アジュバント以外

アジュバント以外にワクチンに含まれるもので、重要なものに防腐剤として水銀（チメロサール）、ホルムアルデヒドなどがあります。さらに、動物や人の細胞、動物や人の血液、細胞の培養液、抗生剤、ワクチンを精製するための薬剤、その他の添加物などがあります。

培養細胞は、はじめから未知のものも含めてとても多くのウイルスに汚染されている可能性があることが指摘されています。

さらに、最近では遺伝子組み換え技術で作られるワクチンも使われています。この場合は、それに使われる様々な薬剤に加え、人工のDNAやRNA（DNAから読み出される核酸の一種。細胞内で、RNAをもとにタンパク質が合成される）が含まれます。食品の添加物や遺伝子組み換え作物を気にされる方が多いと思いますが、ワクチンではそれ以上の注意が必要です。なぜなら、ワクチンは食べるものではなく、すべての成分を体の中に直接入れるものだからです。

さらに、ワクチンは食べたり、皮膚に塗ったりするのとは全く異なる反応を引き起こします。これらは、本来体の中には直接入ってこない異物であり、明らかに異常な免疫反応を起こしますし、中には蓄積性のものもあり、長期的な影響は全く不明であると言っていいでしょう。

つまり、簡単に言うと、ワクチンには免疫をつけたいウイルスや細菌以外に、たくさんの不純物が含まれているということです。これらの長期的な影響の報告がほとんどない（因果関係が証明できない）からといって、安全であると考えて良いのでしょうか。

以下に副作用が懸念される代表的なものを挙げます。

＊1 水銀（チメロサール）

水銀と自閉症との関連が書かれた論文が「LANCET」という権威のある医学雑誌に報告され（1998年）、のちにその論文が撤回されたという歴史的な背景があります。その後も自閉症との関連について様々な報告がありますが、結論を言えば、長期の安全性は完全にはわかっていないと考えて良いと思います。

水銀は神経毒であり、脳内に入った場合の半減期は7〜20年で、蓄積性があることに注意してください。毎年接種が勧められるインフルエンザワクチンのほとんどに含まれています。

＊2 アルミニウム

脳の変性、とくにアルツハイマー型認知症との関連が指摘されており、骨、骨髄の破壊作用も報告されています。とても多くのワクチンに含まれています。

＊3 ホルムアルデヒド

発がん性物質であり、シックハウス、アルツハイマー型認知症、皮膚病、喘息との関連が指摘されています。

＊4 スクワレン

動物の不妊剤、去勢剤として使用されており、自己免疫疾患との関連も指摘されています。化粧品などにも含まれていますが、皮膚の上から使用するのと体の内部に直接入れるのでは全く反応が異なります。

＊5 ポリソルベート80

動物の不妊剤として使用されています。

＊6 ゼラチン

アレルギー、とくにアナフィラキシーショックを引き起こすことがあり、現在日本で承認されているワクチンには一部を除いて含まれていません。

＊7 グルタミン酸ナトリウム（MSG）

食品添加物で表示ではアミノ酸とされることが多いですが、ワクチンにも使用されています。代謝異常とくに糖尿病との関連が深い（強力なインスリン分泌刺激作用）とされており、神経障害の指摘もあります。

必要性のない／低い予防接種

前述の通り、ワクチンを受ける、受けないの決定はあらゆることを考慮して決めるべきですが、ここでは、必要性の面から、私が考える必要のない、あるいは低いワクチンを考察してみます。

①病気がほとんどない感染症（頻度が低くても副作用は発生する可能性があることに注意してください）……ジフテリア、ポリオ、日本脳炎

ジフテリアは、日本では1999年に疑い例を1例認めた以降発生がありません。発症しても現在では抗生剤やその他の治療により生命を脅かす感染症ではありません。

ポリオは、ここ32年間日本での自然発生例はなく、ワクチンの副作用としての発症だけになります（これはかつての生ワクチンによるもので、現在では不活化ワクチンになっていますので副作用での発生はなくなりました）。世界的に見てもわずか3ヶ国で見られるだけになっています。

日本脳炎は、かつて副作用が多いために5年間ほど事実上中止になっていましたが、この間患

者数の増加は認めず、また、副作用の頻度が高いという面からも必要のないワクチンと考えていいでしょう。

②軽症のため防ぐ必要がない感染症……風疹、ムンプス（おたふく）、水痘（水ぼうそう）

人により考え方が異なると思いますが、私はこれらの感染症は軽度であるため、副作用に目をつぶってまで受ける必要はないと考えます。

風疹、ムンプス（おたふく）、水痘（水ぼうそう）は一般に、発症年齢が低ければ低いほど症状が軽く、合併症の率も低くなるため、むしろなるべく早くかかった方が良いとさえ思っています。これらの感染症にかかることにも意味があると思いますし、次の世代のためにも強い免疫をつけてほしいとも考えます。しかし、どのように軽いものでも防ぐ効果があるなら防ぎたいという考えがあってもいいと思います。

様々な症状や合併症は、年長になってから感染するほど頻度も程度も強くなりますので、接種をするにしても時期を考慮しても良いのではないでしょうか。たとえば、ムンプス後の睾丸炎などを防ぐために、成人になるまでかからなければムンプスワクチンを受ける。女の子が妊娠する可能性のある年齢になったら先天性風疹症候群の予防のため風疹ワクチンを打つなどです。

定期接種で決められた時期を過ぎてワクチンを打つ場合は、任意接種の扱いになる場合がほとんどです。そして、予防接種により つく免疫に年齢は関係ありません。

③常在菌を排除するワクチン……ヒブ、肺炎球菌

ヒブ、肺炎球菌はそもそも常在菌です。常在菌を排除していることが、現代病が近年爆発的に増えている最も根本の原因であることを繰り返しお伝えしています。

これらは、髄膜炎の予防を目的としたワクチンですが、リスクは2歳までが高いですから、母乳保育をこの時期まで続ける、腸内細菌を整え免疫力を高めておくなど、他の感染対策をすることの方が大切ではないでしょうか。

④効果がない、あるいは定かではないワクチン……インフルエンザ、BCG、HPV（子宮頸がん）

インフルエンザワクチンの感染予防効果、BCGの肺結核の予防効果はほとんどありません。

HPV（子宮頸がん）ワクチンも発がんの予防効果は定まっていないワクチンですが、それ以

前に副作用と疑われている症状の高い発生頻度と重症度を無視できないワクチンでしょう。

⑤副作用が大きいワクチン……日本脳炎、HPV（子宮頸がん）

日本脳炎ワクチンは、副作用が多いため一時中止になっていたワクチンです。新しく登場したワクチンは中止になったワクチンと同じかそれ以上に副作用の発生が高くなっています。④でも述べたHPV（子宮頸がん）ワクチンの副作用が疑われる症状は頻度が高く、症状が重いものが多いので、接種を考慮するようなものではないでしょう。

現在日本で接種されている主なワクチンを列記してみます。

BCG（肺結核）、日本脳炎、ジフテリア、百日咳、破傷風、ポリオ、ヒブ、肺炎球菌、麻疹（はしか）、風疹、水痘（水ぼうそう）、ムンプス（おたふく）、インフルエンザ、HPV（子宮頸がん）、ロタ、B型肝炎。

ワクチンの必要性という観点だけから見て、以上の①～⑤の理由で、必要性が低いと私が考えるワクチンを除くと、残ったワクチンは麻疹（はしか）、百日咳、B型肝炎、破傷風だけになります。

◆麻疹（はしか）

このうち、麻疹（はしか）は比較的重い症状が出ることが知られていますが、過去の病気で、日本で自然感染することはほとんどありません。2015年、WHOによる日本での根絶が宣言されました。日本古来の麻疹はなくなったということです。これにより、海外からの旅行者が持ち込むか、海外に行った人が偶然旅行中にもらうなどの特殊な場合を除いて感染する機会はなくなったということです。

また、大々的に報道された2016年の麻疹の発生を厚生労働省が公開しているデータから解析すると、1年間の患者数159名のうち、ワクチンの接種歴がわかっている人の内訳は、ワクチンの未接種者が43名、接種者が63名（このうち2回接種者は24名）となっています。

つまり、ワクチンを打っている人の数の方が多く、ワクチンを打っても（さらに複数回打っても）発症する人もたくさんいますので、ワクチンの効果は思ったほど高くなく、また、長くは続かないと思われます。

また、P.267でも述べましたが、海外から麻疹が持ち込まれても、現代の日本の衛生環境と国民の栄養状態では、患者数が爆発的に増えたり、死亡などの重篤な状態になることは非常に稀と考えていいでしょう。

◆百日咳

百日咳は6ヶ月未満の子どもが感染した場合に、無呼吸発作と言い呼吸を止めることがあるために注意が必要な感染症です。

私は、無呼吸発作のリスクが高い6ヶ月までの外出に注意すれば、それ以降に感染することがあっても、咳が長く続くくらいで、大きな問題になることはないと考えます。つらそうな咳を少しでも少なくすることや、きょうだいがいる場合に上の子からこの時期に感染をもらうことを考慮して打つという選択肢があっても良いと思います。

◆B型肝炎

B型肝炎は両親（とくに母親）がウイルスのキャリア（ウイルスを持ち続けている人）でなければ感染する可能性はほとんどないと考えて良いでしょう。日本では両親のどちらかがキャリアの場合に限って子どもにワクチン接種をしていたのですが、この方法で十分に感染を防いでいたのです。

2016年から定期接種に組み込まれましたが、その必要はないワクチンと考えられます。もちろん限りなく低い感染のリスクを防ぐことが副作用以上にメリットと考えるなら、打つ選択で良いと思います。

◆破傷風

破傷風の近年の年間患者数は約100人です。予防接種は1968年から始まっていますので、現在50歳以上の人（つまり国民の約半数）は免疫を持っていないにもかかわらず、発生数は少なく、とても稀な病気と考えていいと思います。

一方、年間の死亡数は10人弱（ほとんどが成人）なので、発症した場合の致死率は約10％くらいと、以前から比べるとかなり低下したとはいえ、現在の集中治療が発達した状態でも依然として高い疾患です。

さらに、予防接種を受けるかどうかの判断を難しくしているのは、破傷風は、感染が疑わしい傷を負ってからの治療があることです。ワクチンは、傷を負ってから48時間以内なら有効ですし、細菌の感染症なので抗生剤も効果があります。しかし、様々な治療も、ワクチンで基礎免疫をつけておいた方が反応が良いという意見もあります。

このようにとても少ない病気であるということと、重症度が高い病気であることを中心に、様々な情報を総合して接種を受けるかどうかを決めるのが良いと思います。破傷風は感染者から他人には移りませんので、人への感染を防ぐために打つワクチンではありません。

◆ロタ

ロタウイルスは、人に胃腸炎を起こす代表的なウイルスです。6歳以下の子どものウイルス性胃腸炎は、ロタウイルスとノロウイルスによるものがほとんどで、約半数ずつになります。

日本を含めた先進国では、ロタウイルスにより死亡することはほとんどないと考えて良いでしょう。しかし、症状は他のウイルス性胃腸炎に比較して強いことが多く、入院になることがあります。私は、個人的には命に関わるようなことのない軽い感染症であると考えていますが、入院する可能性を低くしたり、人への感染を防ぐ目的でワクチンを打つという選択があっても良いと思います。

人に移すことを気にしなくて良い感染症

子どもに予防接種を受けさせる大きな理由として、人に移すことを防ぐために打たせるという考えもあります。この考え方自体は、一見とても素晴らしいものです。他人に迷惑をかけないためという、まさに善意に基づくものでしょう。

しかし、このことを逆にとらえ、「そのようにしない人たちは、人のことを考えないとんでもない人たちだ」とまで考えるのはあまりに短絡的です。

では、実際に人に移すことをどのように考えれば良いでしょうか。人に移すことを防ぐという観点から予防接種の必要性を考えてみます。

①破傷風は感染者から他人に移ることはない病気です。

②ヒブと肺炎球菌は常在菌であり、他人への感染を考慮する必要はありません。

③日本脳炎は蚊が媒介しますが、患者から直接他人に移ることはありません。

④ＢＣＧとインフルエンザワクチンに感染予防効果はありませんので、打っても打たなくても

感染を防ぐことはできず、人への感染を防ぐという意味はありません。
⑤ジフテリアとポリオは、日本ではもう長い間患者が発生していません。
人への感染を防ぐという観点から見ると、ここまでのワクチンは確実にいらないワクチンです。

さらに、必要性の低いワクチンのところでも述べましたが、
⑥風疹、水痘（水ぼうそう）、ムンプス（おたふく）は、軽症の病気のため副作用などに目をつぶってまで人に移すことを気にする病気ではないと思います。もちろんこれは人により意見が異なると思います。これらを防ぎたい人で、副作用を気にせず、効果を信頼される方は積極的に打てば良いのではないでしょうか。
⑦B型肝炎は母子感染以外が問題になることは限りなくないと思われます。
再び、現行の主な予防接種を列記してみます。

BCG（肺結核）、日本脳炎、ジフテリア、百日咳、破傷風、ポリオ、ヒブ、肺炎球菌、麻疹（はしか）、風疹、水痘（水ぼうそう）、ムンプス（おたふく）、インフルエンザ、HPV（子宮頸

がん)、ロタ、B型肝炎。

これらから右記の①~⑦を除くと、百日咳、麻疹(はしか)、HPV(子宮頸がん)、ロタだけになります。つまり、人に移すことを防ぐという観点から考えても、本当に必要な予防接種はほとんどないことがわかります。

さらにこのうち、百日咳と麻疹(はしか)、ロタは前項で解説しました。

HPV(子宮頸がん)はそもそもHPV感染ががんの発生と関係ないという意見もありますが、それ以上に副作用が疑われる症状の面からとても慎重にすべきワクチンだと思います。さらに、HPVワクチンを受けても健診は必要とされていますので、ワクチンを受けずに、健診だけ受けるという選択肢もあると思います。

これらに関して人に移すのを防ぐことを目的に受けるかどうかは、人により判断が異なると思います。

感染症にかかる時期には意味がある

微生物の感染時期と病気の発症について説明します。様々な病原菌やウイルスは感染する時期によりその後の経過が全く異なるものがあります。いくつかの例を挙げて解説し、ワクチンとの関連についても考察します。

①ピロリ菌

ピロリ菌は一般には、胃潰瘍や胃がんの原因となる悪い病原菌と考えられています。ほとんどの医師も同様の認識で、成人の場合はピロリ菌が見つかると、多くの場合、除菌（抗生剤で菌を取り除く）を勧められると思います。

まず、ピロリ菌はずっと以前から人と共生している常在菌で、悪いことばかりが強調され悪玉菌の代表のようにされていますが、本当は日和見菌です。

ピロリ菌は乳幼児期早期に感染すると常在菌となり、その後なんらの悪さもしません。悪さをしないどころか、食道がんを減らし、結核菌の感染率を下げ、喘息やアレルギーを予防し、自己

免疫疾患の発症率も低下させます。

ピロリ菌の感染時期がこれより遅れると、まず、胃がんのリスクが高くなります。さらに遅れると胃がんは減少し、胃炎や胃潰瘍などの発症が増えます。ずっと遅れると、もはや人には感染できなくなると考えられています。これらは確定している事実ではありませんが、このパターンは日本、イギリス、イタリア、デンマーク、スイスなどで同様に見られますので、ほぼ間違いないと思われます。さらに、寄生虫に感染している場合には、ピロリ菌を持っていても胃がんや胃潰瘍の発症はほとんど見られません。

感染時期が遅れるようになった最大の要因は、衛生環境が良くなったことに加え、離乳食を親が噛みくだいて乳幼児に与えることをしなくなったことも関係しています(これをお勧めしているわけではありません)。その他にも、親や兄弟などの家族と食器の共用が少なくなったことや、少子化、核家族化などによる感染の機会の減少、産業革命以降の環境の変化による微生物の減少なども複雑に影響しています。

このようにピロリ菌は、感染した時期により健康に与える影響が異なると考えられます。ただし、成人の胃の内視鏡などの検査でピロリ菌が陽性になった場合は、いつ感染したのかが判断できませんので、この場合のピロリ菌の除去を否定するものではないことを強調しておきます。

②ＥＢＶ（イービーウイルス）

ＥＢＶは世界中で見られるウイルスで、現在も成人ではほとんど全員（95％以上）が感染しています。感染しても症状がないことが多いのですが、まれに肝炎や伝染性単核症という病気を引き起こすことがあります。キスなどの際に唾液を介して感染し、その後は生涯にわたり人と共生します。最近、このＥＢＶが自己免疫疾患、とくに多発性硬化症（その他にも関節リウマチやＳＬＥ）という慢性に進行する難治性神経疾患の原因として注目されてきています。

ＥＢＶは乳幼児期に感染した場合には、ほとんど何の症状も出しません。2歳までに感染した場合は、人にとって有利に作用し、アレルギーのリスクは3分の1になります。2歳を過ぎてからの感染では人にとって不利に作用し、アレルギーのリスクが5倍にもなるという報告もあります。

産業革命以前には、ほとんどの人が離乳期（生後5〜6ヶ月）にＥＢＶに感染していたと思われますが、ピロリ菌と同じように、その後にＥＢＶの感染時期が遅くなったことが19世紀後半から多発性硬化症が急増している原因と考えられているのです。多発性硬化症も寄生虫に感染している人ではほとんど発症しませんし、逆に発症してから寄生虫に感染すると進行が極端に遅くなります。

また、ＥＢＶに感染した児では、細菌感染に対する抵抗力が高くなります。母子免疫（妊娠期間にへその緒を通じて母親から子どもに与えられる免疫力）は出生直後から6ヶ月くらいまでの最も抵抗力のない乳児を守る働きがあります。かつては、この母子免疫が消え、子どもが最も無防備になる頃にＥＢＶに感染し、細菌に対する免疫力を増強していたと考えられます。自然に起こることのすべてには意味があるのです。

③結核菌

結核菌は、抗酸菌の仲間で、結核の原因菌です。結核以外の抗酸菌である非結核性抗酸菌は、かつては土壌や環境中に当たり前にいて、人は出生後、乳幼児期の早期に接触していたと考えられます。この時期に感染しても、何の悪さもすることなく休眠状態となり、近い菌である結核菌に対する防御効果を発揮（交叉《こうさ》免疫と言います）していたと考えられます。

結核菌も古くから人と関係している菌ですが、なぜか西欧では18世紀末から19世紀半ばに突然大流行がありました。この理由も、産業革命以来の都市化の進行や、微生物を排除していく中で、人の土壌や環境中の菌との接触パターンが変化（接触自体の減少と接触時期の変化）したことが有力な説になっています。

また、ピロリ菌には結核菌を休眠させる効果があり、先に述べたピロリ菌感染パターンの変化（感染時期の遅れ）も、結核の増加に影響していた可能性があります。

④ポリオウイルス

小児麻痺の原因はポリオウイルスです。日本ではここ30年以上、自然発生例は見られません。このウイルスも人類の歴史上ずっと一緒に存在していたのですが、なぜか19世紀後半から突然大流行するようになりました。これもポリオウイルスとの接触が遅くなったことで説明できます。

ポリオウイルスは乳幼児期の感染では、ほとんど症状を出さないか軽度の発熱など、ごく軽い症状を示すだけで自然に治りますが、学童期を過ぎた子ども（成人を含む）が感染すると麻痺を引き起こす頻度は急上昇するのです。

人とは一個の独立した生物（存在）ではなく、腸内細菌などの常在微生物（さらに、かつては寄生虫も含まれた）と共生している複雑な生態系（超個体）なのです。本来は、様々な微生物に、適切な時期に適切な順番で感染することにより、重篤な状態になったり合併症などを引き起こしたりせずに、治癒あるいは共存し、人が生態系として健全に完成していくのだと思います。

ピロリ菌、EBV、結核菌、ポリオウイルスなどのように、重篤な病気を起こすことのある病原菌（ウイルス）でも、感染時期が変わっただけで人に与える影響が全く変わってしまうこともあるのです。病原菌、善玉菌、悪玉菌などは、人が一側面だけをとらえて付けた名前ですが、本来は自然にあるもので不必要なものなど何もなく、すべてが互いに生かし合っている関係にあるのでしょう。

産業革命以降の環境や生活習慣の変化などにより、寄生虫のようにすでになくなってしまった感染源をもとに戻すことは極めて困難です。しかし、自然に近い生活を心がけることにより、腸内細菌など今も共生している体内の微生物を守りながら、失われつつある生態系（超個体）を可能な限り回復することにより、健康を維持することは十分に可能なことだと思います。

●ワクチンは現代社会の縮図。自分と違う意見の人も尊重しよう

このように考えると、現在予防接種の対象になっている微生物も、軽症なものも含めてすべて悪いものと考え、防げるものは何でもワクチンで防いでしまおうという風潮には問題があると思います。

前項にも書きましたが、たとえば、麻疹（はしか）、風疹、水痘（水ぼうそう）、おたふく（ムンプス）なども、感染する時期が重要で、小児期に自然にかかった場合は軽症であり、成人にな

ってからかかると重症となることが多く、合併症の率もとても高くなります。ワクチン接種は、これらを全く考慮していない不自然な行為であり、不自然なものを人が勝手に決めた不自然な時期に、不自然な順番で投与しています。

実際に、ワクチン接種を徹底することにより、人が感染した方が良いかもしれない微生物に感染できなくなったり、感染する時期が大きく変わったりするなど、すでに大きな影響が出ています。また、ワクチンでつける免疫も自然感染のものとは大きく異なります（一般には自然感染と比べて免疫をつける力が極端に弱い）。これらのことが、子どもたちや未来の子孫に与える影響は全く考えられていませんし、実際にどうなるのかも全くの未知数なのです。

ワクチンの章の最後になりますが、私はワクチンの問題を通して、より良い社会を子どもに残すためにはどうしたら良いかをずっと考え続けています。ワクチン問題はある意味、現代社会の縮図にもなっていますので、多くの人がワクチンについての正しい知識を持ち、自主的に判断できるようになってほしいと思います。

そして、ワクチンを打つ、打たないなど、自分とは違う考えを持つ人とも、お互いを尊重しつつ、多様な関係性を認め合うことが大切でしょう。

第7章 心

子育てに決まった方法などない

子どもをどのように育てるのかという考えは、それぞれの家庭で大きく異なると思います。はじめに結論を先に述べておきますが、子育てに決まった方法などないということです。子育てにマニュアルはありませんし、あったとしてもマニュアル通りにはいかないことの典型が子育てだからです。

当たり前のことですが、**子どもが成長することは、子どもと親との共同作業**です。つまり、親が子を育てるという要素と、子が自分の力で育つという要素の両方があるということです。その過程を親の目線から見た言葉が「子育て」になり、子の目線から見ると「子育ち」になると思います。

私は、「子育て」ではなく「子育ち」という言葉を好んで使います。最近の傾向として、親が子ども自身の能力を低く評価しがちで、親が子どもを育てているという意識が強すぎると感じているからです。

もちろん、何でも子どもに決めさせ、子どもの言いなりになることが良いわけではありません。実際に生まれたばかりの子どもは、泣く以外何もできないように感じますし、心身のすべてにおいて親の絶対的な保護が必要です。これは間違いないことですので、とくに幼少の頃は、生活のあらゆる面で、親が愛情をもってサポートしなければなりません。

人は、他の生き物と比べてみると、生きる本能が低い状態で生まれてくるように見えます。ほとんどの生き物は、生まれながらにして最低限自分で生きるすべを知っていますし、哺乳類であってもはじめから立ったり、歩いたりできる動物が多いと思います。

一方、人は生まれた時には、自分だけでは生きるために必要なことさえもほとんどできません。これには、知能を持った生物である人だからこそ重大な意味も含まれていると思います。はじめから何でもできるよりも、何もできない状態からできるようになる方が、より色々な方向に成長できる大きな可能性を秘めているということです。

実際には、たとえ生まれたての子どもであっても、身体的には親が思った以上に高い能力を持っているものです。おしっこやうんちをする能力、激しく泣き親に助けを求める能力、母乳や人工乳だけで完全に育つ能力、ある程度の感染症に対する能力などです。

精神の面から見ても、それぞれの子で生まれ持った気質もありますし、全く同じ育て方をしても、その子その子の個性により、育ち方が全く異なると思います。つまり、子どもがはじめから自分で持っている能力に加え、自分で育っていくという側面も大きいのです。

ですから、子どもがある程度成長してからも、親が子どものすべてをコントロールしようとしてしまったり、子どもの成長の責任がすべて親である自分にあると考えたりする必要はないと思います。

親は自分が思う、できうる最高の環境を子どもに用意し、子どもはそれをベースに、なるべく自由に制限なく思う存分自分の人生を歩んでいってもらいたいものです。

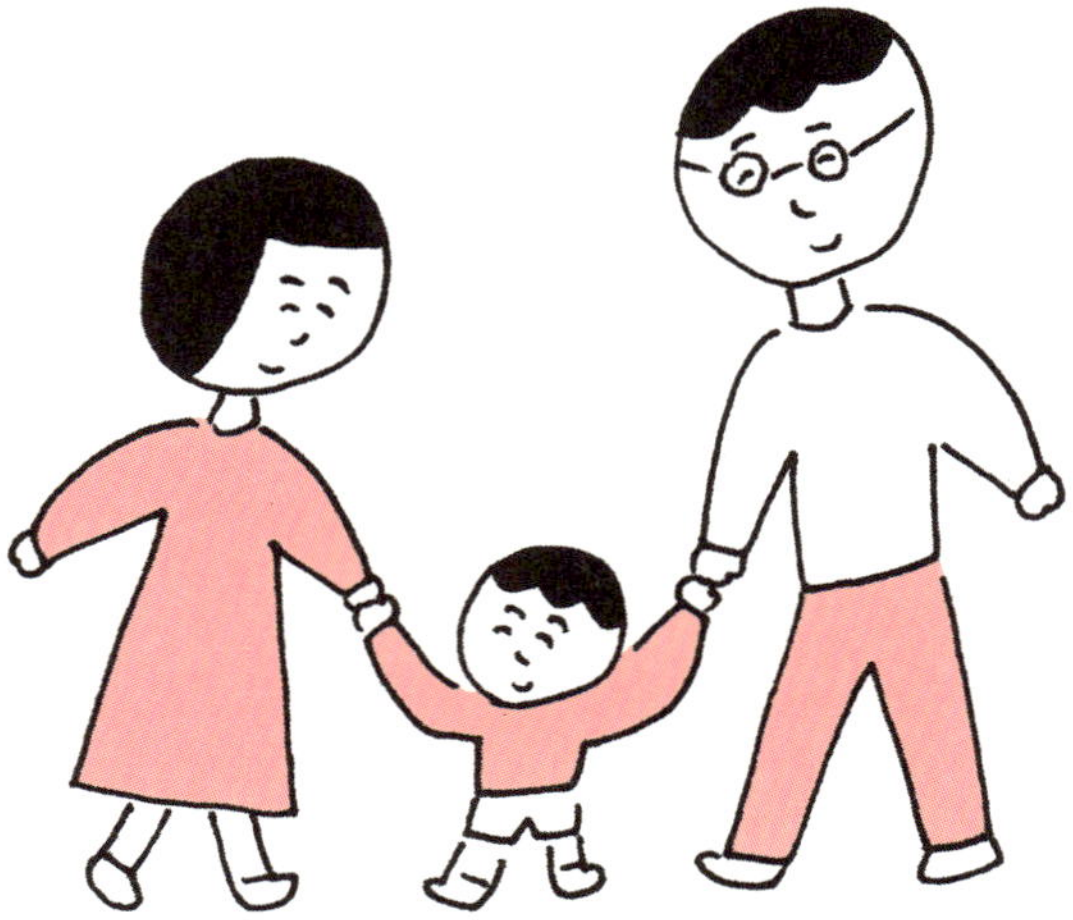

意識と無意識について

心の発達の前に、心の構造について簡単に解説します。心といっても人により何を意味するのかが異なります。人の精神的な活動についての言葉を挙げるだけでも、心、意識、精神、たましい、霊魂など、たくさんあります。

この本では、人の物質的な部分を「体」、精神的な部分を「心」と表現します。体と心の両方があって人です。そして心の構造として、心は意識と無意識からなると私は考えます。つまり、人の精神的な部分である心は、今、自分が自分であると感じている部分である意識（正式には**顕在意識**）と今は感じていない無意識（正式には**潜在意識**）からなると単純化してお話しします。

心が意識と無意識の2つの部分からなると説明しましたが、意識と無意識という2つの異なる心が自分の中にあるという意味ではありません。自分で今感じている意識の下に、今は感じていない膨大な無意識という領域がつながっているとイメージすると良いでしょう。意識と無意識の間はつながっており、常に相互に情報が出入りしているのですが、ドアがついている壁をイメージするのが良いでしょう。

私は、この意識の構造を説明する時、いつもわかりやすいように氷山を例に出します（図11）。

氷山の水面から上の見えている部分が意識、水面下の見えていない部分が無意識です。そして意識の部分は、あなたの精神的な部分のたかだか1％ほどで、99％は無意識ですよと説明します。

無意識と聞くと、よくわからないあやしいことのように感じるかもしれませんが、何も不思議で難しい話ではありません。意識は、思考、感情、感覚、記憶など、今自分が感じているものからなります。一方の無意識には、生まれてから現在までのすべての思考、感情、感覚、記憶が含まれます。

つまり、これらのすべては、今感じないからと

図11

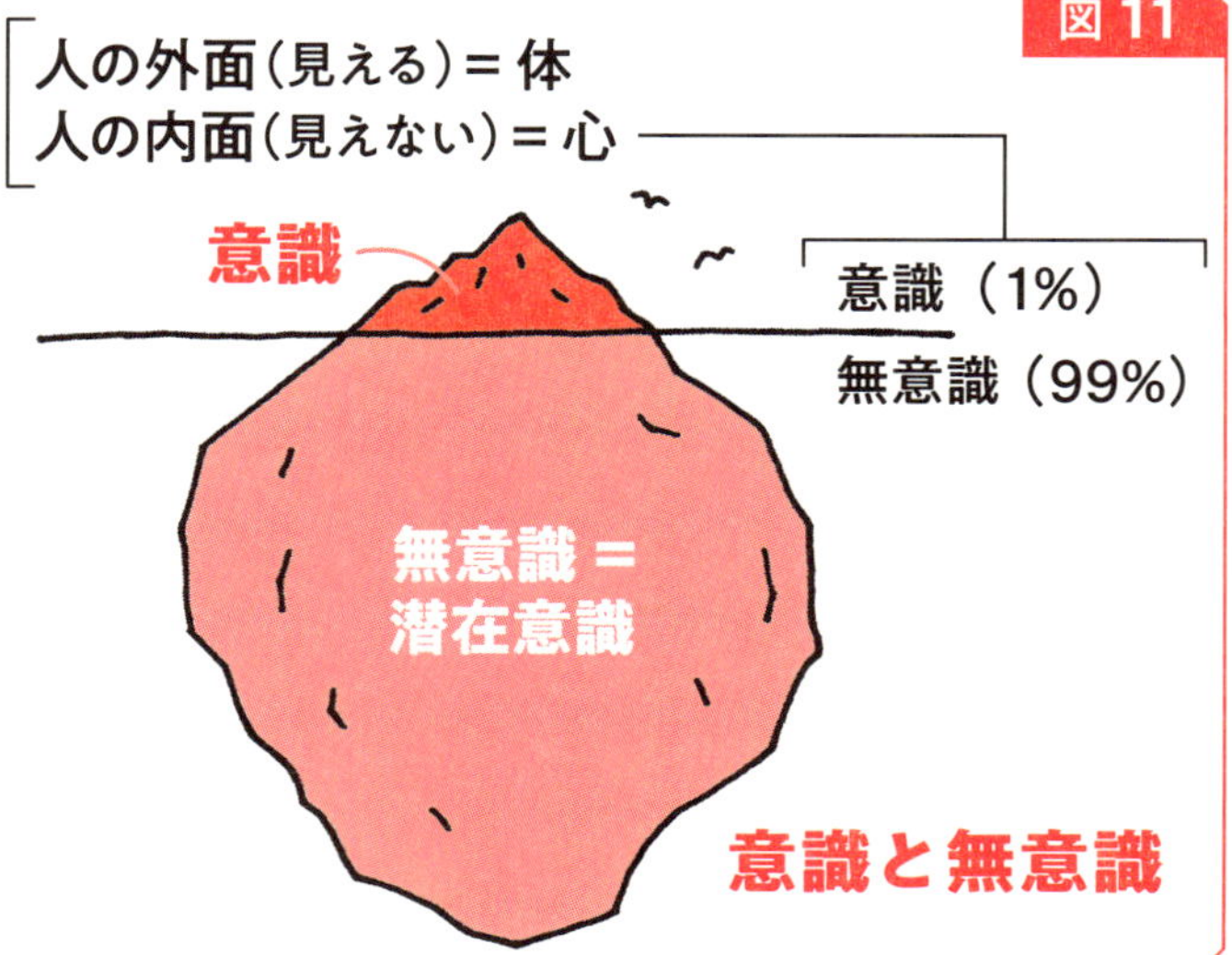

意識と無意識

いってなくなったわけではないのです。その証拠に、催眠状態ではすっかり忘れてしまったことも含めて、すべてを再現することができます。

さらに無意識には、以下のものも含まれます。たとえば、歩く時をイメージしてください。まず右足のここの筋肉に力を入れて曲げ、次に体を少し傾けて、関節を固定してから重心を移動し……などとことくに意識しなくとも、ほとんどの人は歩くことができます。字を書くときに、次は人差し指のこの筋肉に力を入れ、この筋肉を伸ばして……などと考えなくても誰でもスラスラと字が書けますね。これらも無意識の働きです。

無意識にはこのように膨大な領域があります。このように考えると人の精神的な部分の99・99％が無意識と言ってもいいくらいなのです。いずれにしても、自分が自分であると思っている意識の部分はとても少ないことになります。意識は外からは見えない上、さらに自覚できない無意識の部分が関係しますので、心の話は複雑になります。

●すべての生物の無意識は地球につながっている

先ほど氷山のたとえを出しましたが、実はこの例は正確なたとえではありません。無意識のさらに奥の構造の説明に進みます。

無意識のずっと奥ではすべての人の無意識がつながっており、これを**集合無意識**と言います。

お風呂に入り水面上に手の指だけ出してください。それぞれの指が、Aさん、Bさん、Cさん……水面下の無意識は意識されませんので、一見するとそれぞれの人が独立して存在しているように感じます。次に、お風呂から手全体を出してください。それぞれの指は下の部分でくっついていますね。

つまり、それぞれの人の水面下である無意識のずっと奥では、すべての人が無意識でつながっているのです。人全体が人の集合無意識を作っていますが、人以外のすべての生物もそれぞれの集合無意識を持っています。それぞれの生物の集合無意識はさらに無意識のずっと奥でつながり、もっと大きな集合無意識になっています。最終的には地球上のすべての生物、さらに無生物の鉱物まで無意識の部分を共有し、地球全体の集合無意識を形成しています。

人の体を含め、すべての生き物の体は、究極的には地球でできており、死ねば物質である地球に戻ります。つまりは地球上のすべてのもの（生物も無生物も）は地球の一部であり、分身です。心の構造から見ても、すべての生物は、無意識のずっと奥の部分では地球につながっており、やはり地球の分身になります。

親と子どもの心の結びつき

すべての人は無意識下でつながっているとお話ししました。しかし、もちろんこのつながりは身近な人ほど強くなります。そうです、何よりも家族間の結びつきが強いのです。そして、家族の中でも圧倒的に強いのが母と子のつながりです。私も2児の父親ですが、どんなにがんばっても、母親以上のつながりになることはありません。

ですから、子どもの心の問題のほとんど（99％）はお母さんと子どもとの関係にあるとも言われるのです。お母さんを責めているわけではありません。世界中の子どものすべてがそうだからです。お母さんとの結びつきが最も強いのです。これが自然で当たり前のことであり、また、そうであるべきなのです。お父さんと子どもの間に意味がないとか、必要ないということではありません。お母さんの次に子どもが無意識でつながっているのはお父さんになるでしょう。他のきょうだいやおじいちゃん、おばあちゃんかもしれませんが……。

私がここで強調しておきたいのは、家族は常に運命共同体であり、連帯責任があるということです。

7
心

図12に沿って解説します。この図では、家族をわかりやすく子ども、お母さん、お父さんの3人で説明します。一番上（ピンク色部分）がそれぞれの意識、真ん中（薄い赤色部分）がそれぞれの無意識で、その奥（一番下の濃い赤色部分）では皆つながっているのは説明した通りです。

●親のストレスはすぐ子どもに伝わる

さて、ここで、お母さんに強いストレスがかかったらどうなるでしょうか。そうです、そのストレスは、無意識を介してすぐに子どもに伝わります（図13の白矢印）。もちろん子どもが受けるストレスも無意識を介してお母さんやお父さんなど家族全体に伝わります（図13の黒矢印）。つなが

図12

意識、無意識の関係

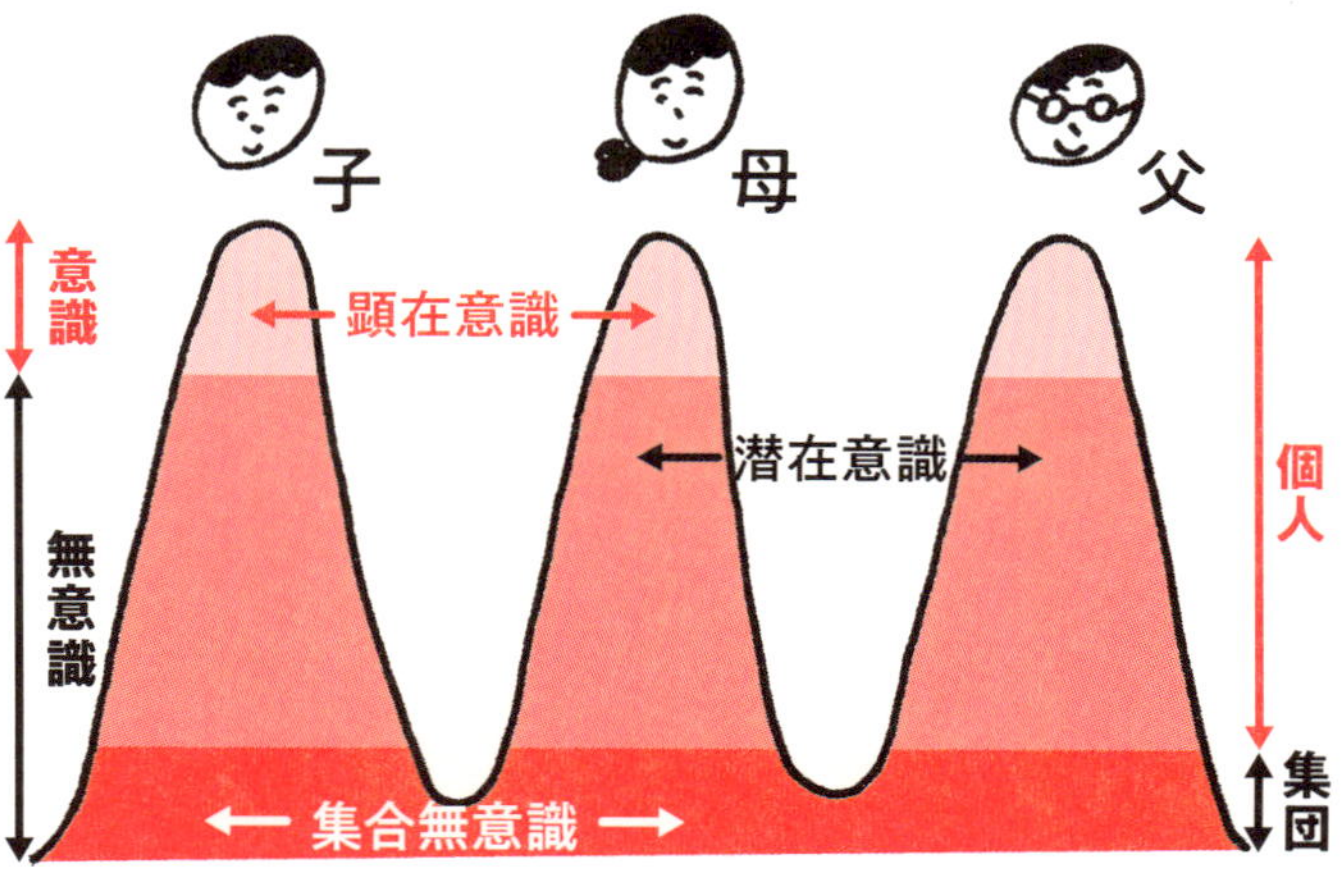

っているからこそ家族なのです。

もちろんストレスだけではなく、嬉しい気持ち、楽しい気持ち、安心感など心地よい心の働きもすべて伝わることになります。

また、意識と無意識の間には壁のような隔たりがありますが、ドアがついていると考えるとわかりやすいと思います。このドアを介して相互に情報を交換しているのですが、一般的には、年齢が高くなればなるほどドアが固く閉ざされる傾向があります。意識から無意識の方向への情報の流れは生涯を通じて変わりなく行われますが、無意識から意識の方向への情報の流れは、大人になればなるほど悪くなるのです。

一番わかりやすいのは生まれたばかりの赤ちゃんでしょう。この時期も意識と無意識の間にドア

図13

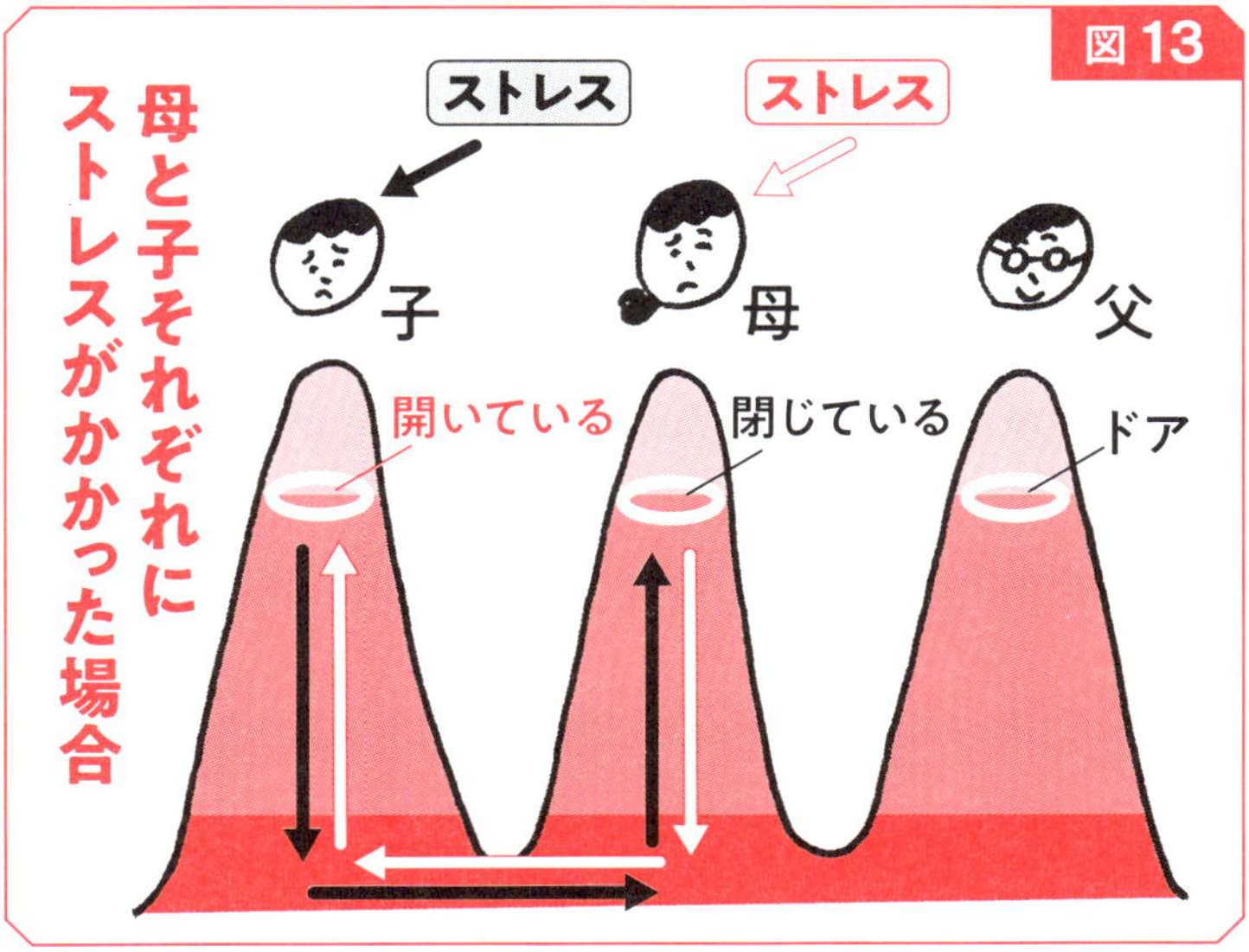

がありますが、ドアは全開状態です。ですから、生まれたばかりの赤ちゃんは、意識と無意識（自然であり、全体）を全く区別していない状態で生きています。

この、年齢を重ねるほどに意識と無意識の間のドアが固く閉ざされていくことも、自然に起こることであり、何も悪いことではありません。必要だからこそ起こる変化です。無意識が意識に強く流れすぎると、日常生活に影響が出てくるからです。大人になるということは、そのようなことだと理解することもできます。

ここで大切なことは、**大人が感じるストレスは、子どもの年齢が小さいほど、無意識を介して子どもに向かうことが多い**ということなのです。子どもが感じるストレスも無意識を介して大人に向かいますが、大人の無意識から意識へ向かうドアは閉ざされていることが多いので伝わりにくく、どこにも行き場がないため、子どもは自分で問題をため込んでしまいます。

一方、大人（とくにお母さん）の感じるストレスは、ストレートに（ドアが開かれている）子どもに伝わることになります。

私は、心の状態は、心の病気だけではなく身体的な病気も含めて、あらゆる病気の根底に関わっていると考えています。ですから、病気は気の病と言うのです。

すべてがそうではありませんが、家族の誰かが抱えた問題も、子どもの心身の症状として表現されることがあるということを押さえておきましょう。家族の誰かに現れた病気のサインは、実は家族全体の問題であり、全員で一致団結して対策を考える必要があるのです。

●子育て、子育ちには、お母さんの心の状態が大切

心の発達に決定的な影響を与えるのがお母さんです。もちろん、お母さんだけが子どもの心の発達に関係しているわけではありません。お父さんやその他の家族、近所の人や友人、園や学校の先生など多くの人との関わりも大切です。

現代の子育ての大きな問題の一つに、お母さんが1人で子育ての問題のすべてを抱えすぎてしまうことがあります。この背景には、少子化や核家族化、近所の人との関係の変化、社会の変化などたくさんの要因があります。

確かに近年、子育て環境は着実に便利になり、支援制度も便利な方向に向かっています。しかし、あらゆる方面で母子分離が進み、お母さんの不安やストレスは縮小するどころか解消されず、悪循環になっているようにも思います。もしかしたら、今や、日々の生活に追われすぎていて、この状況に疑問すら持っていない方もいるかもしれません。

『ママたちが非常事態!?：最新科学で読み解くニッポンの子育て』（ＮＨＫスペシャル取材班、ポプラ社）によると、太古より皆で協力して行う子育てである「共同養育」が当たり前で、それが私たちの祖先が獲得した人間本来の子育ての形。大切な我が子を他人の手にゆだねることができるのは人間だけであり、「共同養育」を求めるのは母の本能である、ということが書かれていました。

昔は大家族であり、すぐに助けてくれたり、助言してくれる人がたくさんいました。子どもの数も多く、上の子が下の子の面倒をみたり、近所や町全体で子どもたちを見守るような環境が自然にありました。

一方、現在の日本では、小さな子どものいる世帯の核家族率は8～9割です。とくに都会では隣に誰が住んでいるのかもわからないような状態です。ママ友がいたとしても、いつでも適切な助けが得られるわけではありません。ですから現代の子育てには、まず、一番身近な共同養育の担い手となるお父さん（あるいは身近な周囲の人）のサポートが必要となってきます。

●お父さんはまず、お母さんと会話をしよう

今までの日本では、何となく女性が家事や育児をすべき、男性は育児や家事に手を出すべきで

はない、という風潮があったと思います。逆に現代では、男は女と同じ役割をこなすべき、と考える人もいるかもしれません。**◯◯すべきという枠組みにとらわれて、お母さん、もしくはお父さんどちらかが我慢をしすぎることは、巡り巡っていつか必ず、何らかの形で影響が出る、というのが自然の法則です。**

まず前提として、お母さんとお父さんでは本来役割が異なり、お父さんがお母さんの代わりをすることはできません。どんな時代であっても、女性にしか子どもは産めませんし、母乳をあげることもできません。一方男性は、太古より母子が無事に暮らしていける基盤を担うとともに、子どもの年齢が上がれば仕事や生きる術を教える、という重要な役割を担ってきました。

現代の子育てにおいても、持ちうる能力が異なるからこそ、子どもも親もメンタル的な逃げ道ができますし、良い場合もたくさんあるのだということは押さえておいてください。

ですから、とくに乳幼児期はお母さんが柱となって直接的な子育ての舵取りをし、子育てを行っていくのが最も自然であると言えます。男女の役割をお互い尊重した上で、お父さん（またはお母さんの一番そばにいる人）は、心身のありとあらゆる面で、可能な限りお母さんを支える必要があります。

それには、実践的な家事や子どものお世話をこなすことも重要ですが、まず会話することがとて

7 心

も大切です。女性の会話によるコミュニケーション術は、皆と助け合いながら子育てするために築き上げてきた大切な能力です。**お母さんが、お父さんとの会話によって気持ちに寄り添ってもらったと感じることは、本当の意味でお母さんを支え、この先一つの家族になっていく土台を作ります。**

前述のように、お母さんと子どもは最も強くつながっていますから、お母さんが精神的に健全だと、子どもは健やかに育ちます。

また、お父さんに関しても、『ママたちが非常事態!?』に興味深いことが書かれていました。男性の脳も、育児を経験すればするほど父性のスイッチが入り、母親の脳に近い状態に変化していくこと。人間の脳の大きな特徴は、環境によって柔軟に変化（進化）し続けることであること。このように柔軟な選択ができるのは人間だけであるということです。

最近は先に述べた理由から、お父さんが積極的に子育てに参加することが当たり前になってきました。私の講演会にも、子どもの未来を真剣に考えておられる熱心なお父さんがたくさん来られます。それは、子どもをより良く育てたい、子育てをともに楽しみたい、という想いの表れだと感じ、とても素晴らしいことだと思います。

私自身も、父親としての本来の役割を意識しながらも積極的に育児に関わり、家事もします。

関われば関わるほど色々なことを発見し、楽しくなり、自信につながります。子どもと触れ合えること、子どもの笑顔は私にとっての幸せです。お父さんたちは、いつか親元を離れる子どもと、今しかできない経験を十分に楽しんでほしいと思います。

子育て、子育ちにおける母子関係の重要性を強調しましたが、女性の社会進出を否定しているわけではありません。自然の摂理としての親と子の関係の話です。現在は、核家族で共働きがほとんどですので、お父さんは、可能な限り心身の両面でお母さんを支え、協力する必要があるでしょう。とくに子どもが小さい時は、子どもにとって何よりもお母さんとのスキンシップが大切なのです。会社や社会も、この時にお母さんが子どもとの時間を大切にしながら、当たり前に社会で活躍できる方法を考えていってほしいと思います。

また、地域でのお互いの関係性が希薄になってきている分、まずは同じ想いを持つ家族同士でつながりを深め、協力し合える関係を積極的に構築していくことも必要だと思います。そして、いずれ社会全体で、あらゆる世代で未来の子どもたちを育てていくという意識を取り戻すことが大切でしょう。

心はどのように発達するか

生まれてから大人になるまで、体が成長するように心も成長していきます。心がどのように発達するかについては、様々な意見がありますが、精神科医の高橋和巳先生の『子は親を救うために「心の病」になる』（筑摩書房）はとてもわかりやすくまとまっており、心と病気の関係を考える上でも大切な考えが詰まっています。こちらを参考にしながら、私の考えを加えてまとめます。

心の発達とは、生まれてから現実社会に心が適応していく過程です。持って生まれた個性や性格もありますが、先述のように生まれたばかりの赤ちゃんは、基本的に無意識と意識の区別がなく全体であり、自然と一体になっている状態だと考えるといいでしょう。**心が発達するとは、この全体性からそれぞれの個性である固有の心ができあがっていくことです。**

つまり、自他、善悪などの区別がなくすべてが「ある」状態から、必要なものを選択し、不要なものは切り捨てていき、意識である自分の心を作っていきます。切り捨てられたものも無意識の中には一生残っており、なくなってしまうわけではありません。大人になるまでに、この過程を毎日繰り返し、自分の生まれた世界がどのようなものであるかを理解し、それに適応するために心の構造を整えていきます。

乳幼児期は、親から生き方のすべてを学ぶ時期と言っていいと思います。とくに、この時期の子どもにとってのすべての基準は、まずお母さんです。すべての子どもはお母さんが大好きで、お母さんのすることや考えていることを信じて疑いません。他の親のことはわかりません。

つまりこの時期は、お母さんや家庭がそのまま世界です。親を何とかして喜ばせようとし、親の機嫌が悪いと自分に責任があるのではないかと感じます。子どもはどんなことをされても親、とくにお母さんに対して寛大です。子どもは大人以上に、受け入れ許すことがとても上手なのです。この時期に親から教えてもらったことは、その子の一生を方向づけるほど重要です。

●親は、子育てを通じて自分の心の問題と向き合うことになる

子どもの心は親の心のコピーとしての側面が大きいですから、親が子どもの時から解決してい

ない心の問題や現在の心のくせなどと社会との間に矛盾があると、子育てのあらゆる場面で子どもの精神的、あるいは身体的症状として顔を出してきます。親も1人の人間ですので、完璧ではありません。誰しも心に好ましくない部分や、隠している部分、押し込めてしまった感情などを抱えています。

乳幼児期から学童期に、子どもが出しやすい症状として、**夜尿、指しゃぶり、チック、抜毛《ばつもう》**などがあり、他にも**乳児湿疹、アトピー、食物アレルギー、喘息、頭痛、腹痛など**身体的な症状として出てくることがあります。これらのすべてが心の問題ではありませんが、心の状態が大きく関係しています。

思春期は、完全に親に依存していた状態から、心身ともに自立していく時期です。子どもは自分の親以外の様々な価値観や考え方に触れ、吸収し、心の状態を整え、修正していきます。この自立がうまくいくか、いかないかも親子関係が深く関係します。

この時に、心の問題が大きく、現実社会との矛盾が大きければ、子どもがいわゆる思春期問題として様々な症状を出す場合があります。たとえば、**非行、家庭内暴力、校内暴力、万引き、不**

登校、引きこもり、リストカット、自殺、拒食症、過食症、過換気などです。身体的な症状として出てくることがあるのは乳幼児期から学童期と同じですが、よりたくさんのあらゆる病気の原因になります。

親は、子育てを通じて、自分の心の問題と向き合うことになるということです。自分の心の中にある問題点を再認識し、もう一度改善できるチャンスが与えられているとも言えます。子育てには何とも奥の深いものがあり、子育てを通して、親は人間として成長できる最高の機会を与えられているのです。ですから子育ては親育てでもあります。

ただし、親が抱えている問題は、親が親の世代で解決すべきものであり、子どもが考えなければならない問題ではないことを明記しておかなければなりません。親は自分を改善させてくれる機会をいただいたことに感謝し、自分の成長に子どもをむやみに巻き込んだり、利用したりしてはいけません。

7
心

「良い心の状態」とは？

子どもの「良い心の状態」をどのように考えるのかも、それぞれの親によって異なるでしょう。もちろん、元気に育ってくれさえしたらいいと考える人も多いかと思います。

しかし、一般的に親は、自分の子どもに対してある程度の理想像を持ちます。たとえば、いつも元気で、明るく、積極的で、自己主張をしながらも、他者に対して思いやりのあるような子に育ってほしいなどと考えるのではないでしょうか。

現代の子育ての大きな問題として、「お母さんが1人で抱え込んでしまうこと」を挙げました。もう一つの大きな問題に「子育てが自分の思い通りにいかない、あるいは理想からズレている」と悩み、それが大きなストレスとなっている親御さんがいることがあります。子育ての悩みのほとんどは、突き詰めればこのどちらかの理由に集約されるのではないかと思います。

自分の思い通りにいかないと感じるのは、自分の考える理想像があるからです。とくに現代の親は、許容範囲がとても狭くなりがちで、子どもや自分自身をある一定の枠に当てはめ、そこから少しでも外れてはいけないと考える傾向が強すぎると思います。

現代の親がこのように考える理由は、実は、親自身が自分の親からそのように育てられたからという部分が大きいのです。それには社会全体の風潮や時代の背景があります。

しかし、子どもにこうしてほしい、こうなってほしいという思いのすべては、子どもの自由な成長を奪うという側面があり、それが、心身の様々な不調の原因にもなりますし、成長して大人になってからも様々な心の足かせとなり、苦しめることがとても多いのです。

もちろん、子育てに理想像があるのは自然なことですし、子どもに一切の制限をしないことも良いこととは思いません。親の思い通りにしてくれないと親の負担が大きくなるという事情もあるでしょう。

しかし、もっと大らかに楽しみながら子育てをして良いのではないでしょうか。子育てが自分の思い通りにいかないという悩みから解放されるのは、実は簡単です。**はじめから思い通りにいかないものだと考えていれば、悩みにはならないのです。**

ここでは、親が良いと考える理想の状態ではなく、最もベースとなる子どもの健全な心の発達について考えてみます。

心の発達のために一番大切なのは、絶対の「安心感」です。子どもの最も強い要求は親と一緒にいる時に安心できることです。まずは何よりも、親により精神的にも身体的にも害や危険を感じずに守られているという安心感が大切です。その環境を作るのが家庭の最も大きな役目だと言えるでしょう。

この絶対的な安心感の上に、自尊心や自己肯定感といった意識が育っていきます。自己肯定感とは、自分を肯定する感覚、つまり、自分には価値があり大切な存在であると感じる意識のことです。ここで重要なのは、見栄えが良いから、何かができるから価値があるという感覚ではなく、何ができなくても、自分の命や自分が存在していること自体が尊いという意識であることです。

●自己肯定感を育もう

日本の子どもたちの自己肯定感は、諸外国に比べて極端に低くなっています。理由には、まず日本の国民性があります。欧米では個人主義が発達しており、自分を強く主張することが良いと考えるのに対して、日本には、自分を主張するよりも他人に迷惑をかけずに合わせることが良いとされる風潮が昔からありました。つつましさや和を尊ぶ精神は誇るべき部分でもあります。

日本の子どもの自己肯定感が低い、それ以上に大きな理由は「いい子」「優しい子」「勉強ができる子」「親の言うことを聞く子」「正確にできる子」などのように条件付きでなければ愛してもらえないような子育てにあると考えられます。このような経験ばかりだと、親の理想から少しでも外れた時に「自分は愛される価値がない」などと考え、自己肯定感が低くなってしまうのです。

自己肯定感を持つことは、傲慢になることではありません。ありのままの自分が好きで、大切だ、価値があると思う気持ちです。生きる上で最も大事な土台の意識とも言われます。自己肯定感の高い子は、意欲が高く、何事にもチャレンジし、少々の失敗にもめげずに次につなげます。自己主張もしっかりしていますが、他人の意見を聞き建設的に話し合うこともできます。

自己肯定感を育むためには、親から無条件の愛を受けとることが必要です。条件的な愛ではありません。何かができるから愛しているのではなく、何がなくても、何ができなくても無条件で愛するということです。

完璧な人はいませんので、心の余裕がなく、つい子どもにつらく当たってしまうこともあるでしょう。子どもの寝顔を見て「ごめんね」と謝ることもあるでしょう。それでも「ありのままに愛したい」という想いを持ち続け、直接言葉で言えない場合でも、何らかの形で表現できると良いと思います。そう願う親の愛情は、きっと子どもに何らかの形で伝わっていくでしょう。

「子どもは親の鏡」はミラーニューロンで説明できる

ミラーニューロンというとても重要な働きをする細胞が1996年、イタリアの脳神経学者ジャコモ・リゾラッティらにより発見されました。ニューロンとは神経細胞のことです。ミラーニューロンも神経細胞の一種ですが、別名「ものまね細胞」とも言われる特殊な一群の細胞のことです。

昔から「子は親の鏡」と言われます。これは、科学的というよりは、主観的で経験的に見られることとされていますが、その科学的な根拠がこのミラーニューロンの発見によって説明できるようになってきたのです。

人の体はすべて細胞からできていますが、このうち神経細胞は、運動、感覚、記憶、言語、思考など神経の様々な働きを担当している細胞です。これまでは、一つ一つの神経細胞は、機能が異なり、それぞれが別々の役目を果たしていると考えられてきました。たとえば、ある細胞は右手の親指を動かす神経細胞、別の細胞は左手の小指の痛みを感じる神経細胞、また別の細胞は記憶を司る細胞という具合にです。

しかし、ボールを蹴る時に活動する、運動を担当する神経細胞の一部は、実際にボールを蹴らなくても、ボールを蹴るのを見た時も、蹴る音を聞いた時も、蹴るという単語を発したり、聞いたりした時にも活動するものがあることが発見されたのです。

この一連の細胞は、他人のしていることを鏡のように映し出し、あたかも自分がしているかのように感じさせるための細胞と考えられ、ミラーニューロンと名付けられました。

つまり、**ミラーニューロンは、他人の真似をすることと、それにより学習することを可能にしている神経細胞なのです。**かつては、学習により真似することができると考えられてきましたが、最近では、真似をすることにより学習するという側面がとても大きいことがわかってきています。

研究が進むにつれ、ミラーニューロンは、模倣や学習だけではなく、人の心の発達における社会性の獲得の根本を担っていることがわかってきました。ミラーニューロンは、他人とのコミュニケーションに必要な能力である他人の表情や行動を見て感情や目的を理解すること、他人に共感をすることを可能にしています。

さらに、自己の心の形成や自己認識（自他の区別）、言語の発生や進化、個人や人類全体の意識の進化にまで関係しているのではないかとまで考えられています。

これらのことから、現在では、ミラーニューロンの発見は、遺伝子であるDNAに匹敵するほどの神経学、心理学上の発見とまで言われています。

●乳幼児は親の真似をすることで自己意識を築いていく

生まれたばかりの赤ちゃんは、自分と全体である自然との区別がついていない状態から徐々に自分という意識を形成していくと述べました。ミラーニューロンは生まれた時にも存在しており、実際に生まれたばかりの赤ちゃんも、親の表情の真似をすることが知られています。

生後10週では、お母さんの示す幸せや怒った表情などの基本的な特徴を真似しだします。生後9ヶ月には、喜びや悲しみの表情をそっくりそのまま再現するのです。

ミラーニューロンはこの時期に、ゆっくりと自分と他者（はじめはほとんど親、とくにお母さん）との関係において作られていきます。つまり、乳幼児は毎日親の真似をし、真似をされ、学習し、自分と他人が混ざり合ったような全体性の中から、ミラーニューロンを介して自分の心という自己意識を築いていくのです。

まさに子どもは親の鏡であり、子どもは親の行動だけでなく、親の心の状態までも鏡のようにコピーするのです。ですから、この時期は周囲の大人、とくにお母さんの行動や言葉、表情、心の状態などがとても大切になってくるのです。

また、自分自身のとる日々の行動が、子どものみならず、周囲の人々に影響を与えていくとも言えます。言葉で伝えることも大切ですが、実践し、行動で示していくことがとても大切であるとわかりますね。

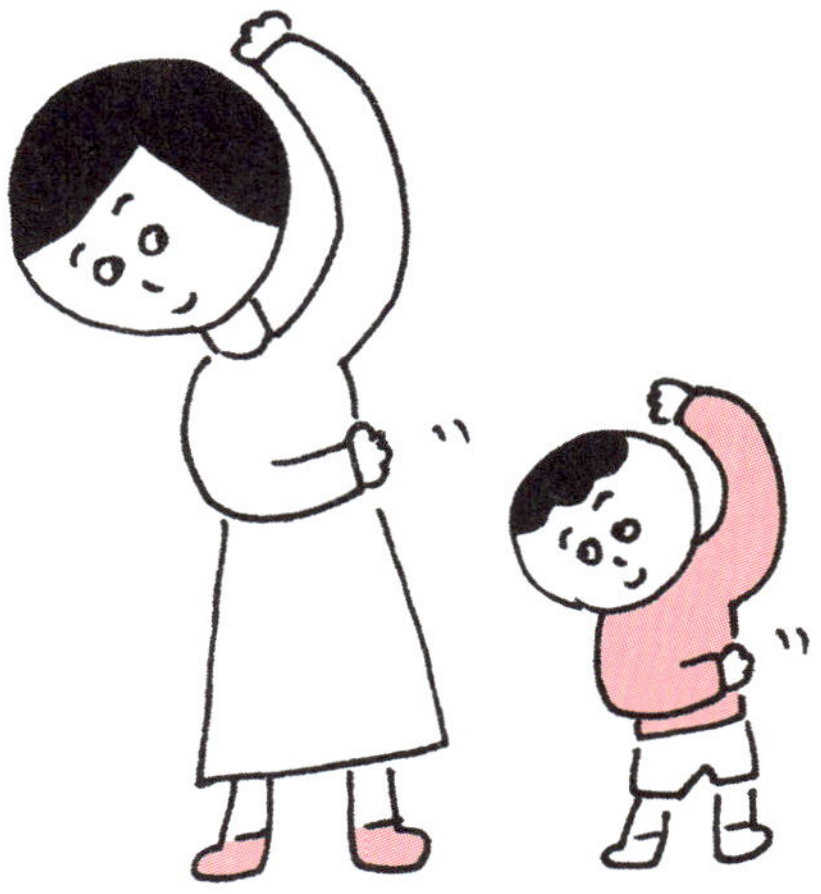

しつけ、ほめ方、叱り方

まず、しつけについて。子どもが社会に出た時に困らないように親が与えるのがしつけです。幼少期は家庭がそのまま社会であり、生活のすべてが親と一緒ですので、情報のほとんどは親からになります。成長するにつれ、親以外からの情報や自分の経験や知識が増えてきます。この過程で、どこまで子どもの自由にさせるのか、親の考えを重視するのか、いずれもバランスが必要ということになります。

親が子どもに制限を加えれば加えるだけ、子どもの自由な心は制限され、子どもの心に生ずる矛盾が大きくなると様々な問題が出てきます。親の価値観を強く押し付けるよりも、私はこのように考える、感じるという情報として与え、子ども自身に経験させ判断する力をつけるくらいがちょうど良いかもしれません。

次にほめ方、叱り方についてどのように考えればいいでしょうか。

テレビや雑誌、本、さらにはネットなどの情報では、現在、ほめる子育てがもてはやされています。この背景には、かつての厳しすぎるしつけや叱る子育ての反動として非行や家庭内暴力、校内暴力が増え、悪いことを上から抑えるよりも良いことを伸ばす子育てを勧める人が増えたことがあるでしょう。

もちろんほめる子育てには様々なメリットがあります。しかし、最近ではほめすぎる子育てによる弊害も多く見られるようになってきました。

まず、**「ほめる」も「叱る」もしつけと同じように、本質的には親の価値観を子どもに受け入れさせようとしているという点で大差はない**ということは覚えておきましょう。ほめる、叱るということは、子どもの自由な行動に対して、親が考える物事の善悪を示すことでもあります。

ここで注意が必要なのは、基準は親の考えであることと、社会全体の常識や風潮にも影響されるということです。完璧な親はいませんし、親の時代の価値観が子どもの世代にも当てはまるわけではありません。また、現代社会は健全でもありません。しかし、その社会にもある程度は合わせなければなりません。

これらのことを踏まえて、ほめる、叱るについての考え方を示します。

7 心

●「ほめる」についての考え方

まず、ほめて育てた時のメリットです。誰でもほめられるのは嬉しいですね。子どもは素直なので、大人以上に嬉しく感じ、明るく、前向きになり、自己肯定感が高まります。それにより、態度や行動まで良くなり、成長していくことができます。しかし、やり方によってはほめる子育てのデメリットが出てきます。

・何でもかんでもほめると、ほめてもらうことが生きる目的になったり、自分だけが特別な存在だと感じることになります。プライドが高く負けを認められない子になります。

・親の望む時だけほめると、常に親の顔色をうかがう子になり、親の望みに合っていない場合に自分が良くないと否定するようになります。

・他の子と比べてほめた場合、常に他人を気にして他と比較しての価値観しか持たなくなります。

・プロセスではなく結果をほめると、結果だけを求めるようになります。また、次の結果に対して本人のプレッシャーとなることがあります。

以上を踏まえてほめ方のコツを示します。

【ほめ方のコツ】

①才能をほめずに、努力をほめる
②できたこと（結果）をほめるのではなく、やろうとしたこと（プロセス）をほめる
③親がやらせたいことではなく、自分でやりたいと思ったことを認めてあげる
④親の思い通りにほめて子どもをコントロールしない
⑤無条件にほめる

●「叱る」についての考え方

次に叱ることについてです。

何でも子どものやりたいようにさせ、全く叱らないとどうなるでしょうか。

もちろん、必要がなければ、あまり叱らないで育てたいと思う気持ちはわかります。しかし、親が何でも子どものやりたいようにさせていては、子どもが心で思っていることと現実の世界との間に大きなズレが生じます。本人は自由に行動しているだけですが、自覚なしに他人に迷惑をかけてしまっているかもしれません。

また、あまりにもルールがなければ、最低限の家事など、親のしたいことが全く進まないという事態もありえます。たとえば、夜いつまでも起きていたり、ゲームばかりやっていたり、お菓子ばかり食べたり、ものを独り占めしたり、どこでも騒いだり、何でもわがままにさせていいわけではありません。何より、子ども自身が成長過程で、親に適切に導いてもらえないとどうして良いかわからなくなります。

ですから、ある程度物事が理解できるような年齢になってきたら、親の決めたルールの上で、時には叱る必要も出てくるかと思います。叱らない子育てというのも一部で流行っていますが、本来は、子どもを頭ごなしに怒ったり、人格を否定するような子育てをしないという意味で、子どもが何をしても全く叱らないという意味ではないのです。

ただし、叱る時の方がほめる時よりも子どもにダメージを与えてしまう可能性が高くなりますので、**叱る前提として、まずは子どもに絶対の安心感、親との信頼関係があることが大切です。**これがあれば、多少は叱ってもいいのです。

叱り方のコツを以下に示します。

【叱り方のコツ】

①何でもかんでも叱らない……これを続けると、いつもビクビクして子どもが自分の自由な感情、考えに従って行動ができなくなります。

②逃げ道を用意しておく……たとえば両親が同時に叱らないようにするなど。

③すぐに叱る……気になる行動をした場合、その場で叱ることが大切です。ただし、親の感情だけで叱らないこと。大勢の前で叱らないなど、子どもの自尊心も尊重しましょう。

④体罰を与えない……どのような場合も暴力に訴えてはいけません。大声で叱ることも言葉の暴力になります。

⑤理由を説明する……叱ったことに対するフォローは、信頼関係を築くのに大切です。

⑥感情的に怒らない

⑦長々と続けない

⑧言うことを変えない……親が叱る時は一貫性が大切です。

⑨その子自身の人格を否定しない

子どもの自由な成長は、親が自分の考えをどこまで押し付けるか、あるいは自由にするかのバランスで決まります。制限しすぎるのも自由にさせすぎるのも問題です。

親は考えを一方的に押し付けるのではなく、子どもの主張にもよく耳を傾けて、自らが良いと思うこと（考え、言葉、行為）を子どもたちに示していくのです。常日頃から自分の行いを見つめ、それがストレスなく社会とも適切にバランスがとれているなら、自信を持って子どもたちに接し、家族の船長としての役割（P.347参照）を果たしていくことができるでしょう。

心と体は10円玉の裏表

私は、心と体の両方があって人と考えます。東洋思想はすべてが陰と陽という2つの関係からなると考えますが、人も、精神的な面と肉体的な面から成り立っています。見えない部分と見える部分という見方もできます。

実は、心と体は表裏一体の関係にあり、身心一如《しんじんいちにょ》とも言います。心と体とは一体のもので、分けられず、一つのものの違う側面であるということです。私は、講演会では、いつもわかりやすいように10円玉を見てくださいと説明しています。10円玉の表と裏には違う絵が描いてありますが、10円玉という一つのものです。

私たちの肉体を構成する物質は、もとをたどれば地球が材料です。また、心の奥の無意識のずっと奥では、最終的には地球自体の集合無意識とつながっているとお話ししました。物質的な面でも精神的な面でも、私たちは地球の一部ということになります。このことからも、心と体は地球の一部という同じものであることがわかります。

10円玉の表と裏がくっついて離れないように、心の状態と体の状態は密接に関係しています。

ですから心の状態は体の状態に必ずと言っていいほど影響しています。逆に心の状態も体の状態に大きく左右されます。また、心の状態はその人の話し方や行動にまで影響を与えます。逆に話し方や行動が、心にも影響を与えます。

真の意味で心が健康であれば、食べ物や生活の仕方の選択も自然に良いものになるはずです。つまり、何を食べるか、飲むか、どんな服を着るか、どんな生活をするか、どんな仕事をどのようにするか……つまり、**日常生活も人生の大きな設計もすべて、心が選んだものがその人の生き方であり、体も作っていく**ということになります。何よりもまず心の状態が大切で、その心の選択に応じて（心身に）当たり前の結果が出てくるということになります。

このように精神的な心の動きと肉体的な体の活動は、常に分けられないものであるという理解が大切です。現代医療では、心は心療内科や精神科、体は内科や外科のように別のもの、あるいは独立したものとして扱いますが、本当はすべてがつながり、連動して動いていますので、どちらか一方だけの問題ということはないのです。

●心の状態は体をコントロールしている

ここで、心と体の関係について重要なことを述べておきます。心と体は同じもの（等価）であると説明しました。しかし、より本質的な意味では、心の方が体の上位中枢になります。つまり、**心は体を上位のレベルからコントロールしています。**

外の自然の環境が変化しても自動的に体を調節しているホメオスタシスの3系の中心は、自律神経系です。びっくりすると、目を見開き、心臓がドキドキし、呼吸が早くなり、冷や汗をかきます。ゆっくりとリラックスしている時は心臓の動きも遅くなり、呼吸も深くなり、眠くなったりします。これらの体の反応を無意識に調節しているのが自律神経です。心の状態は、このように、自律神経を介して、体を上のレベルから支配しているのです。

さらに、無意識の部分のずっと奥で、心は地球である自然の意識ともつながっています。地球である自然の状態が自律神経をコントロールしています。つまり、自律神経とさらに上位の中枢である自然を介して二重に上位から体を調節していることになるのです。ですから、心は体の上位中枢なのです。

病気の背景には心の問題がある

私は、人の健康には心の状態が影響する部分がとても大きいと考えています。心と体は分けられないものであり、さらに、心は体の上位中枢ですので、心の状態は体の状態のすべてに関係していると言って言いすぎではないと思います。

つまり、どのような心持ちで生活するかが、健康に生活できるか、あるいは、病気になっていくかを左右するということになります。**体は自分の心であり、思考が表現されている**と考えても良いでしょう。

体調がすぐれなかったり、病気になったりした時は、精神面で何かストレスになるような負担を抱えていないかもチェックしてみましょう。常に、このように心の面にアプローチすることで、病気に対する考え方が変わったり、解決につながる近道になることがあります。

また、家族は一心同体ですので、症状を出している人だけでなく、家族全体の心のケアにも注意を向けましょう。とくにお母さんのストレスが子どもに喘息や湿疹などの症状として現れることは珍しくありません（その理由はこの項の末に記します）。

個人主義が発達している欧米と比べ、とくに日本では我慢が美徳とされ、自分の感情を極力抑えて言葉や行動を周囲に合わせることが多いと感じています。

しかし、自分の意見をしっかりと持ち、素直に「私はこう思います」と表現することと、自分勝手であることは全く違うと思います。心の中にあって言葉や行動として表現されない感情は、そのままにしておくと行き場を失い、体のどこかに不調をきたすことになります。

「あなたがＮｏ！　と言わなければ体がＮｏ！　と言う」という言葉があります。これは心と体の関係をとてもわかりやすく表現していると思います。いい子であるために、あるいは、親を喜ばせるために、自分の本当の気持ちに蓋をして、本人すら自覚しないまま無理をして生活している子どもを見かけますが、その後の心身のあらゆる病気の種になります。

●親は子どもの船長になろう

ただし、私の示す自然に沿った育児とは放任ではないことを、ここで強く示しておきます。私は、何でも子どもの自由にさせるのではなく、親は子どもの船長の役割をするのが良いと考えています。

船長は、権限を持って子どもの生活の方針を決定し、行動を促し導いていくと同時に、寛大さを持って子どもの快適な生活のために自由にする部分も用意するのです。何から何まで全部、船長がしてしまっては、子どもは面白くありませんし、自分では何も考えないし、やらなくなります。

子どもも立派な家族の一員ですから、その時々の年齢でできる働きをさせることは必要です。子どもを尊重することは、何でも子どもに決めさせる、わがままにさせる、機嫌を伺う、ということではないと思います。それは、かえって子どもを混乱させてしまい、親自身も疲弊してしまいます。

良い船長は基本的なルールを決めますが、子どもがどう感じているかにも常に気を配っています。ストレスに感じていることを意識では自覚せずに、無意識に追いやってしまっているために自分では言葉で表現できないこともあります。親が子どものためを思ってすることが、かえって子どもにとってのストレスになっていることも多くあります。時には子どもが自由にして失敗することを許し、それを乗り越えるチャンスを与えます。

少しの不便が健康な心を作る

病気の背景にある心の状態がとても大切であることを強調しました。しかし、ストレスをためないようにと欲望に任せて、何でも好きなことを好きなようにすれば良いという意味ではありません。実際にしている食事や生活などが物質的な体を作っていきますので、これらも自然から外れていけば、当然、直接体にダメージとなるからです。

つまり、病気にならないためには、心と体（それを作る食事や生活）の両方ともが自然に沿って健全でなければならないのです。

では、病気にならないで健康に生きる心、病気になってしまっても病気が回復に向かう心、あるいは自然に沿った心の状態とはどのようなものでしょうか。

それは、感謝する心です。

大人もそうですが、「感謝しなさい」と言われて感謝し続けるのは難しいと思います。人間は誰でも当たり前に慣れていってしまうからです。感謝の反対は当たり前と言います。今自分が生きているのは当たり前ではなく、あらゆるもの、人によって生かされているのです。そのことを

7
心

実感できるように、もの作り、農作業、家事などを通じて、少しの不便を生活習慣にしてみてください。そうすることで、たとえ小さなことでも、あらゆる人、もの、動植物などのもとに自分自身が生かされていることを感じます。

この本の所々で述べているように、衣食住、生活のすべてにおいて、自分のできる限りの手間ひま（愛情）をかけることを意識し、実践し続けることが大切です。それが、子どもに生きる力と自信がつくことにもつながると思います。

＊P.346の補足

お母さんのストレスが子どもの喘息や湿疹（アトピー）として表れる理由は、それらがステロイドの効く病気だからです。

ステロイドは、本来、副腎で作られるホルモンです。副腎は40種類ものホルモンを作っている人の体のホルモンセンターです。その中でも最も重要なホルモンがステロイドホルモンです。しかし、自分で作っているホルモンであれば、なぜ外から薬で補う必要があるのでしょうか？　自分で産生して皮膚や気管などに送ればいいのではないでしょうか？

この理由は、実はステロイドホルモンの最も重要な働きが、皮膚や気管などに作用することではなく、「ストレスに対処するためのホルモン」だからです。ですからアトピーで

も喘息でもストレスの強さと症状は比例するのです（ストレスが多ければ症状が悪化し、少なければ症状は軽くなります）。

ストレスがない状態では、自分で作るステロイドを皮膚でも気管でも好きなところに使えますが、ストレスがかかると、人はまずストレスに対処しなければ生きていけません。ですからステロイドホルモンが最も重要なホルモンなのです。この時、皮膚など、とりあえず命に関係のない部分は最後の方に回されるのです。

ですから、はっきり申し上げると、ステロイドが効くすべての病気（この典型が子どもでは喘息と湿疹、アトピーです）は、心（ストレス）の病気でもあるといっても良いのです。そして、子どもの心に最もつながっているのがお母さんの心なのです。

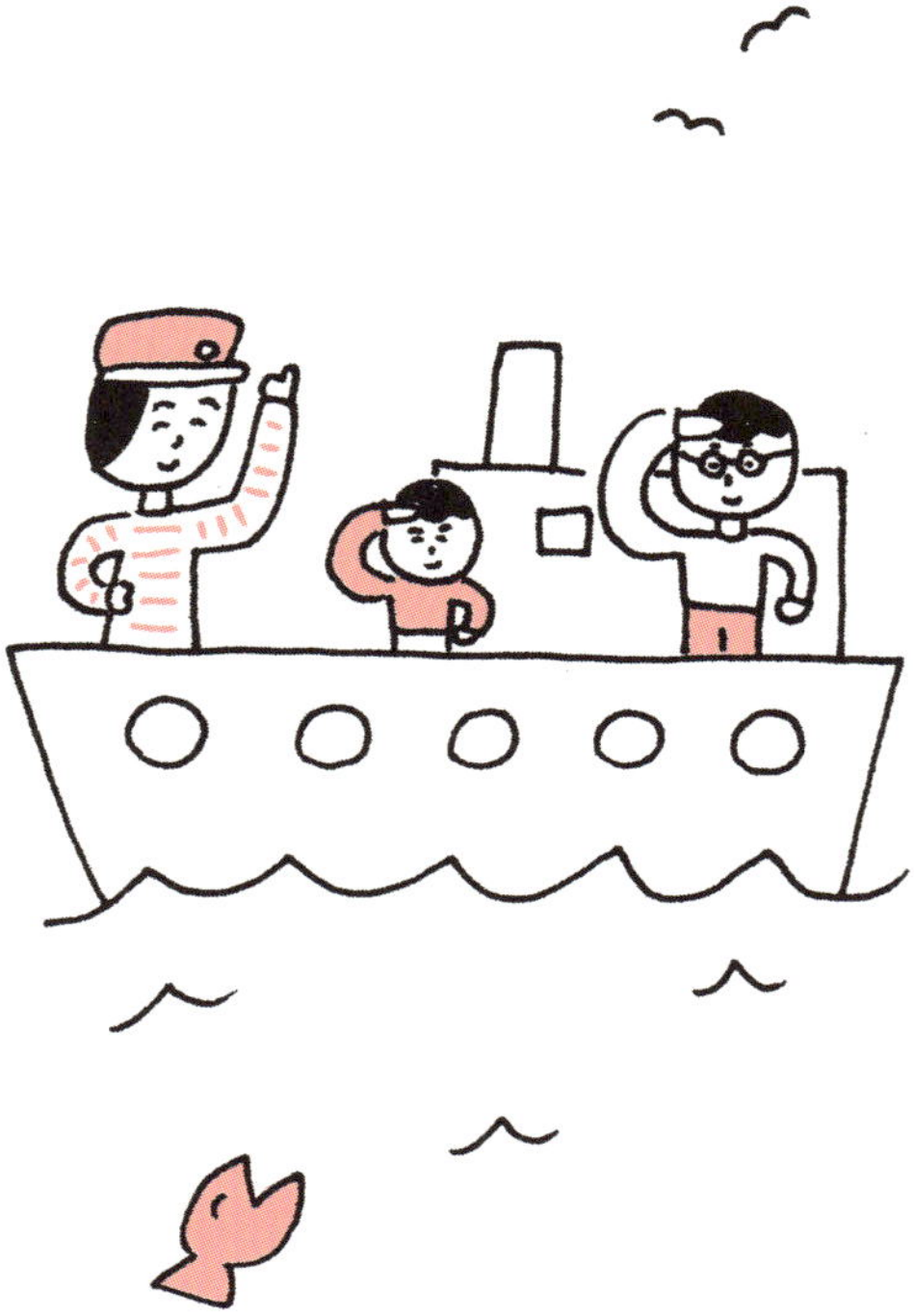

第8章

病気とホームケア

病気とは「なるべくしてなった状態」

すべての病気は不自然な生活が原因であり、自然に沿って生活していれば病気にならずに健康に生きていくことができることを、私は繰り返しお伝えしています。

病気になったということは、自分たち（子どもの場合はご両親、祖父母も含めてです）が今やっていること、あるいは、やってきたことのどこかに問題があった、つまり自然の法則から外れていたということです。つまり病気とは、何も特別な状態ではなく、自分たちの行い（日常生活）の当たり前の結果として起きているのです。

自然界にあるものはすべて自然に沿って動いています。人以外の動物も植物も微生物も環境もすべて自然の法則のままに動いています。自然とは本来、すべての生命《いのち》を生み、育む仕組みなのです。ですから、自然から離れれば離れるほど生命が減っていく、つまり病気になるということなのです。

人の体も自然の法則で動いています。手足などの筋肉は自分の意思で動かすことができますが、それ以外の人のほとんどの活動は、自律神経系、内分泌系、免疫系の3系が自然の状態に合わせて自動的に調節しているのです。このように、人も本来は自然の一部であり、大いなる自然の仕組みに沿って生きていけば、ほとんどの問題は自然が自動的に調節してくれ、与えられた生を健やかに生きることができるのが最も基本的な原則です。

ここで大切なことは、**「自然に起こることに間違いはない」ということです。間違えるのは、唯一、私たちの思考、つまり自我（エゴ）であり、自然に起きていることに対する私たちの解釈なのです。**

人は目先のことをもとにしか判断できませんが、自然の調節能力は非常に長期的で全体的です。決して人だけのためにあるものではなく、動物、植物、微生物を含めすべての生物、環境を調節するために動いています。このシステムに合っていないものには自動的に調節や排除される力が働きます。

ですから、病気になったことはつらいことかもしれませんが、本当は自然の調節能力の結果として起こっているということになります。

一例を挙げます。私は自然農という農薬や肥料を与えないやり方で作物を育てていますが、同じ野菜でも、あるものには全く虫がつかない一方で、別のものにはたくさん虫がつくことをよく経験します。この違いがどこにあるのかというと、何らかの理由で傷んだものや成長が悪いものに集中して虫がつくのです。つまり、自然の仕組みである微生物は、不完全なものや、この世界に不自然なものを優先的に食べたり分解したりするのであり、健全なものには通常悪さをしないのです。

ですから、たとえば感染症にかかるのも、かかってから重症化するのも、合併症を引き起こすのも、病原菌やワクチン接種の有無の問題だけではなく、本人の側の問題を修復・調節しようとする作用の一つなのです。つまり、**心身の状態が自然のシステムに沿っているかどうかが病気の経過に大きく影響している**と考えられます。

病気は、自分（両親）の生き方に問題があるために発生しているのであって、遺伝でも、体質でも、加齢でも、運でも、偶然でもありません。つまり、病気とは自分（たち）の生活が本来の生き方から離れているという自然からのサインということです。具体的には日常生活のすべて（とくに食、生活、心の3つ）が健康、あるいは病気に関与しています。

もちろん両親から受け継いだ遺伝や先天的なことが原因で起こる病気もあるでしょう。しかし、遺伝によって起こる病気は数パーセントであり、遺伝そのものよりも、どのように生活しているかの環境的なことがとても重要ということです。また、たとえ遺伝によって必然的に起こる病気であっても、自然に沿った生活をすることにより発症を緩やかにしたり、症状を軽くしたりすることができます。

●「生活は自然に沿いながらも選択肢は多く」が本当の知恵

自然とはただ単に優しいだけの仕組みではなく、時にはつらいことや、厳しいこと、場合によっては生命に関わることも含めて様々な試練を与えてくれるものです。このこと自体も、本来は悪いことではありません。今の症状や病気が起こったのはすべて理由があり、必然です。自然から外れてしまっている生活を見直していけば、病気になった本当の意味がわかってきます。そして、それを乗り越えることにより、人生がより充実したものになり、心身を成長させてくれるのです。

さらに、ここで強調しておきたいことは、自然のシステムが万能であるから、すべてのことを自然に任せて何もしないということをお勧めしているわけではないということです。**私がお勧めする自然に沿った暮らしというのは、人工的なものや西洋医学のすべてを利用しないということではありません**（「『病気が治る』とはどういうことか？」P.366を参照）。

現代では、これらを全く使用しない方がはるかに不自然でしょう。たとえば、他のあらゆることも同じですが、抗生剤を例に挙げます。重篤な感染症に抗生剤が必要な時には使います。当たり前のことです。しかし、現代の抗生剤の使い方は全く適正ではないということです。おそらく現在の使用量の20～40分の1くらいが適正だと思います。

西洋医学には検査や救急疾患、集中治療など役に立つことがたくさんありますので、私は必要な時にはむしろ積極的に利用することをお勧めしています。現代文明が自然を破壊しているという現状を理解し、可能な限り自然の法則に沿った（すべての生物、環境に配慮した）生活を心がけながらも、必要に応じて西洋医学やその他の治療をすればいいのです。ここに本当の知恵があると思います。

たとえば、子どもが病気になったり、体調が優れない場合は、まずは、今の状況に最もふさわしいと思う方法をできるだけ多く考えてください。その時は何かを否定するのではなく、西洋医学、東洋医学、自然療法……その他ありとあらゆる方法を含め、可能な限り選択肢は多い方が良いでしょう。

その選択肢の中で、今必要なことが何であるかを考えましょう。そして、**現時点で最善と思う方法を選んだら、その後は思い悩まなくて良いのです。**どのような選択肢も子どものことを思って行った選択であれば、間違いなどないのです。そして、何を選択したとしても、その後になってからできることもまた無限にあるのですから。

このように、世界を自動的に調節している自然の大いなる仕組みを利用しながら、時には積極的に生命や健康を守るための手段や方法を考えるのが、現代に合った「自然に沿った生活」と言えるでしょう。

子どもの能力は生まれた時から、予想以上に高いとお話ししました。子どもには、ほとんどの病気を、薬を使ったり、治療をしなくとも、自分で乗り越える力があります。そして、なるべく自然の経過で病気を克服することにより、子どもだけでなく、それを支えたお母さんもとても成長します。

「症状」とは自然治癒力が働くために出てくるもの

症状とは、病気の結果として、私たちがいつもと違うと感じる様々な兆候を言います。症状にはとてもたくさんのものがあります。代表的なものだけでも、熱、咳、痰、喘鳴《ぜんめい》（ぜいぜい）、鼻水、鼻詰まり、下痢、嘔吐、痛み（頭痛、腹痛、胸痛、四肢痛、関節痛、筋肉痛）、けいれん、意識の異常など多岐にわたります。

症状とは何であり、どのように考えれば良いのでしょうか。

病気とは、何も特別な状態ではなく、私たちの生活が自然から外れたことにより、自動的になるべくしてなった状態と説明しました。この時、体は自然に沿って動いていますので、この自然から外れてしまっている状態（病気）を、もとの健康な状態に戻そうとする力が働きます。この力が自然治癒力です。

症状の多くは、この自然治癒力が働くために必要があって出てくるのです。よほどひどい状態でなければ自然治癒力により病気は治り、症状はなくなります。たとえば、かぜの場合は、通常は薬を飲まなくても治りますし、皮膚の軽い傷ややけど、骨折なども何もしなくとも自然に治ることは誰でも経験したり、見たりしたことがあると思います。

例として、やけどをした時の症状がどのように出てくるのか見てみましょう。やけどした部分がじんじんと痛み、赤くただれ、熱を持ち腫れてきて、いわゆる炎症を起こした状態になります。場合により水ぶくれなどができることもあるでしょう。

この時、やけどした皮膚や水ぶくれの下には、傷害を受けた皮膚が治るためのすべての物質が集まってくるのです。痛みなどの炎症の症状は苦痛なのですが、この反応が出なければ傷は治らないのです。この時、痛みを止めるために痛み止めを使ったらどうなるでしょうか。痛み止め自体が皮膚を再生しているわけではありません。炎症を抑えることにより痛みの症状を軽くしている間に、結局は自然治癒力がやけどを治しているのです。炎症とは自然治癒力が働いていることですから、それを抑えるということは、自然治癒力を弱めることです。

このように、**西洋医学に使われる薬の多くは対症療法、つまり、症状をとったり抑えるためのものですので、病気自体を治しているわけではありません。**逆に病気が治るという観点から見ると、自然治癒力を落として、治る経過の邪魔をしているという側面があることになります。

●子どもには本来、ほとんどの病気を自らの力で乗り越える力がある

もちろん、本当につらい場合は痛み止め（炎症を抑える薬）を飲んでも構わないのです。痛みで日常生活がままならない時や眠れない時などは、体を休息させるためにもかえって必要でしょう。

とくに子どもに関しては、たとえば食欲がなく、高熱で苦しんでいる姿にいたたまれない思いをする方もいるでしょう。

しかし、**いかなる場合でも、症状が出るのは体にとって大切な意味があります。**無理をする必要は全くありませんが、病気の経過を極力妨げないようにする根本的な理解が必要です。

子どもにつらい思いをさせたくないという気持ちは、私も2児の親としてとてもよくわかります。しかし、軽いものまで含めて、すべての症状をとることが良いわけでもないと思います。子どもには本来、ほとんどの病気を自らの力で乗り越える力があります。普段から食事や生活、メンタルのケアを行い、多少の困難を自分の力で乗り越えられるように、子どもの心身を最善の状態に整えることが本当の親の役目ではないでしょうか。

予防接種ですべての病気にかからないようにしてしまうことにもつながりますが、軽い症状ま

ですべてとってしまい経験させないことは、子どもにはそれを乗り越えられないと、親が子どもの限界を一方的に設定することでもあると思います。

なるべく自然な経過で病気を乗り越えた後の子どもは、心身ともにとても成長します。実際にわが息子も、2歳の時に、10日以上強い症状が続くかぜを乗り越えた経験がありました。それ以来大きなかぜはひかなくなりましたが、その時、自ら成し遂げた達成感に満ちあふれ、すんなり卒乳し新たなことに挑戦したりなど、目に見える成長を感じました。

子どもは常に「成長していきたい」という思いを全身で抱いているのだと感じました。そしてその時、親として、子どもを信じて見守れたことが、本当に良かったと思いました。

わざわざつらい思いをさせる必要があるわけではなく、緊急時や本当につらい症状に対しては薬や代替療法などを使い、軽い症状や状態に余裕がある場合は、自分の力に任せるなどの柔軟な対応が良いと思います。

親は、何がその子の今、あるいは将来にとって良いことなのかを冷静に判断できるようになることが大切です。一定の枠に当てはめ、ワクチンや薬を使わないから虐待である、などと短絡的な考えをするのではなく、その選択をした親を支えていけるような社会になることを望みます。

●親子ともに病気に依存してしまうことがある

最後に、症状について覚えておかなければならないことが一つあります。**場合によって、自分の都合により症状を作り出すことがある**ということです。つまり、病気である方が、その人にとって都合が良いために症状が出ている場合があります。

私が子どもの時にも経験がありますが、一昔前は、かぜの時は親が優しくしてくれ、普段食べられないようなおいしいものを出してくれたものでした。このことを期待して、いわゆる仮病のように症状を訴える場合があります。このように、本人が症状を出していることを自覚している場合は問題にならないことが多く、むしろほほえましいとすら思えます。ただ、その子が、今病気を訴えなければならない状況下にあるということはケアしなければならないでしょう。

難しいのは、本人も自覚しないまま無意識に病気の状態に依存してしまうことがあるということです。第7章で解説しましたが、自分が自分であると意識している部分は、自分の心全体のごく一部なのです。無意識にたまっている心のわだかまりが、本人も自覚しないうちに病気や症状を作り出すことがあります。

また、病気の子どもを介護する親の方も、子どもの面倒を見ることが目的になり（子どもの面倒を見ることが、無意識に自分の支えになっている場合がある）、子どもの病気に依存することがあります。

このように、親子が子どもの病気にともに依存し、とても複雑な状態になることがあります。この場合は、親子ともに心の問題が解決されなければ症状がなくなることはありません。このような状態にならないように、親は普段から子どもたちと接していく上で、常に心身の状態を把握できるようにならなくてはなりません。

「病気が治る」とはどういうことか？

病気には急性のものと慢性のものがあります。急性の病気とは数日から長くても1～2週間ほどで軽快する病気、慢性の病気とはそれ以上の長期に続く病気と考えて良いでしょう。

子どもの急性の病気の多くはかぜや胃腸炎を含めたあらゆる感染症で、ほとんどが安静や水分補給、家庭でできる簡単なお手当てなどをすれば病院の受診や特別な治療をしなくても治ります。日々の生活が心身ともにストレスなく自然に沿った生活をしていれば、抵抗力や免疫力も高く、感染症やその合併症が重篤になることはほとんどありません。

もちろん必要な時は、西洋医学（病院の受診や薬、注射など）も含めて適切な治療を受けましょう。

●治療とは――薬物治療と代替療法

以下に述べるのは、急性の病気にも当てはまりますが、主に慢性の病気についての治療の考え方です。病気とは特別な状態ではなく、不自然な日常生活の積み重ねによって、当たり前になるべくしてなった状態であることを説明しました。では逆に、病気が治るとはどのようなことなのか、私の考えを示します。

病気の状態が回復不能な程度にまで進んでいない場合は、自然から外れてしまっている（病気の）状態を自然な状態に戻そうとする力が働き、自然に治っていきます。この力を自然治癒力と言いました。病気を治すのは自然（自然治癒力）であり、本来は自分の力ですらありません。**自然から外れてしまった日常生活を、自然に沿うことにより、自然が治すのです。**

日常生活を正すという選択ができるのは自分（子どもの場合は家族や保護者も含めて）だけであり、医師や治療者ができるのは補助することだけです。

つまり、治療とは以下の2点だけになります。

①自然治癒力を出させること（高めること）

②自然治癒力の邪魔をしないこと

日常生活（主に食、生活、心）のすべてが病気の発生に関係しており、病気になったということは、日常生活のどこかに問題があったということなのです。問題のある日常生活を改善することだけが、本当の意味での根本治療になります。

それ以外の治療や対処は、西洋医学や代替療法にかかわらず、すべて対症療法になります。対症療法をしてはいけないわけではなく、つらい症状を緩和したり、自然治癒力を高めたりするために補助的に利用するのは良いでしょう。

西洋薬の多くは石油を原料とし、単一の成分に精製された化学合成物で、自然からはかけ離れた人工物です。脂溶性のものが多く、排泄に時間がかかり、毒性や蓄積性の副作用も問題になります。また、西洋薬の多くは対症療法で、根本的に病気を治すわけではありません。

ただし、西洋医学にも優れた面がたくさんあり、緊急時や命に関わる時はもちろん、激しい痛みなどつらい症状が強い場合は、一時的にむしろ使うべきでしょう。西洋医学が良い悪いではなく、それ以外の代替療法も含めてなるべく選択肢は多い方が良いのです。

西洋医学以外の代替療法にもたくさんのものがあります。たとえば、食事療法、サプリメント（栄養療法）、断食、デトックス療法、自然の手当て、東洋医学（漢方、鍼《はり》）、整体、ヨガ、薬草・ハーブ、アロマ、オステオパシー、アーユルヴェーダ、ホメオパシー、花療法、音楽療法、タラソセラピー、ヒプノセラピーなどがあり、探せば他にいくらでも見つかります。

私は自然に沿った生活をしていれば、より健康的になれることを繰り返しお伝えしています。つまり、日常生活をどのように過ごすかが最も大切であり、何か特定の代替療法をお勧めしているわけではありません。自然治癒力を高めるという目的で自分に合うと思ったものを利用するのは良いと思います。とくに、お金もかからず、台所や身近な自然のものを使ってすぐにできるお手当てなどはいくつか覚えておくと便利です。

実際にわが家でも、かぜの時には、芋や豆腐を使って湿布にしたり、梅干し入りの生姜湯や、常備してある梅肉エキスを飲んだりして過ごします。自然のお手当ては副作用がありませんし、それらを通して症状と向き合うと、子どもの出す体のサインが理解できるようになります。

●日常生活の見直しが必ず必要

代替療法を利用する場合の注意点として、まず、これらの多くも対症療法であるということを押さえておきましょう。必ず病気の原因となった日常生活（食、生活、心）の見直しを並行しながら行うことが大切です。高額なもの、化学物質など不自然なものを使っているもの、一つのものにハマって視野が狭くなることなどにも気をつけましょう。

慢性の病気には先天性のものや治療法がないもの、治療が難しい病気も一部あります。この場合、病気が治る、治らないという考えは二元論です。生きる死ぬも同様です。人と自然は、対峙するような二元論的な関係ではなく、人は自然の一部なのです。病気や健康など現在の状態は、常に人(個人だけでなく、社会や先祖を含めた)のあり方(何を思うか、何を口にするか、どう行動するか)と自然である全体との関係性で決まるのです。

つまり、何かをすることにより病気が治る、治らないのではなく、自然の法則に沿ってより良い状態に変化させることができるのです。難しい病気の場合は、病気と共生しながらも、症状を最小限にするようにする、上手につき合っていく、ということが大切です。日常の積み重ねやその姿勢が、自分のみならず、次世代にも連綿と受け継がれていくことになるのです。

お母さんは家庭のお医者さん

お母さんは家庭を守る役目、とくに子どもを含めたお父さんやその他の家族の健康を守る最も大切な存在だと思います。健康とは身体的なものだけではなく、ストレスのような精神的なもののケアももちろん含まれます。

子どもを健康に導くのはお母さん（またはその役割を担う保護者）の役割であり、本当は医師でも、保育士でも、学校の先生でも保健師でもありません（それらの助けを借りないようにするとか、1人で無理をするということではありません）。

子どもも、本当はお母さんにその役割を求めているのです。何かあった時、とくに病気というつらい症状を抱えている時だからこそ、まず第一にお母さんにそれを受けとめてもらいたい。自分を手助けしてくれる最も身近で信頼する存在だからです。

すぐに病院を受診するということは、大切なお子さんの健康を、医師という専門家であるとはいえ、他人に任せることであり、この親子の大切な信頼関係を崩すことにもつながります。

●普段の生活をどう整えるかが健康の土台

健康を守るということで大切なのは、病気になってからどのようにケアするかということも含まれるのですが、それよりも、どのようにすれば家族が病気にならずに健康に過ごせるのかをマネージメントするということです。

つまり病気になってから治療するのではなく、予防することの方がはるかに大事なのです。病気を予防すると聞くと予防接種を思い浮かべる人が多いかもしれませんが、私が考える病気の予防は、もちろん予防接種を積極的に受けるということではありません（第6章を参照）。

すべての病気の原因は、日常生活の積み重ねにあることを思い出してください。病気を予防し健康に生活することは、特別な何かをすることではなく、普段の生活をどのように整えるのかということなのです。

つまり、子どもに何を食べさせるのか、子どもに何を飲ませるのか、子どもにどんな服を着せるのか、どんな住環境にするのか、どのように遊ばせるのか、洗剤や石けんは何を使うのか、何が大切であると教えるのか……まさに、**日常生活の一つ一つを丁寧に考え、より自然に沿った、人にも環境にも優しいものを選択し、子どもたちの体を作り、免疫力、抵抗力、解毒・排出力を**

最大限発揮できるように導くことなのです。家庭における日々の暮らし方の多くは、お母さんがどのような意識でいるかが鍵を握っています。

しかし、どのように注意していても、かぜをひいたり、その他の様々な病気にかかることはあるでしょう。病気になることは必ずしも悪いことではありません。病気は自分たちの生活を見直すためのサインであることが多いので、病気によって改善できることがわかる場合もあります。また、様々な病気を乗り越えることで、より強い体に成長できるのです。

実際に様々な症状が出たり病気になったりした時は、子どもの状態を迅速かつ的確に把握する必要があります。たとえば、病院にかかる必要があるのか、かかる場合には今すぐ必要なのか、かかる必要がなければ、どのようなことが家庭でできるのか、何に注意したら良いのか、水分や食事はどうするのか、園や学校、自分の仕事はどうするのか……。

まずは、今のお子さんにとって何が必要であるのかを考え、選択します。完璧に何かをすることではありません。お母さんが家族のためを考えて行った選択に間違いなどないのです。

迷った場合は1人で抱えずに、他の家族や祖父母などに協力してもらえることは何でも頼みます。普段から協力してくれる体制を整えておくことも大切です。

状態が落ち着いたら、なぜ病気になったのか、改善できることはないのかをゆっくりと考えます。家族の皆で話し合うのが良いでしょう。

お母さんが家庭のお医者さんであるといっても、はじめはもちろん知識も経験もなく、すぐに何でもできる名医になれるわけではありません。色々なことを勉強し、考え、体験することでこれらのことを的確にスムーズに判断できるようになるのです。

まずは原則を押さえてください。**原則はとてもシンプルで、なるべく自然に沿うこと、子どもの力を信頼すること、可能な限り楽しくするということです。**

抱っこをたくさんする親は異変に気づきやすい

様々な症状が、本格的に病気になる前のサインとして出てくることもあると説明しました。心と体は連動していますので、心に抱えている問題が体の症状として出てくる場合もありますし、逆に体の状態が心に影響を与えることもあります。

お母さんの大きな役割の一つは、子どもが出す様々なサインを丁寧に観察し、見落とさないことです。丁寧に観察するといっても、特別なことをする必要は全くありません。健康の管理は日常生活がすべてです。

病気の症状とは、いつもとは何かが違うというサインですから、お子さんがいつもどのような状態であるかを把握していることで、子どもの異常にいち早く気づくことができます。つまり、子どもの観察とは、日常の子どもとの関わりに尽きるのです。

とくにお子さんが小さい時は、見る、触れる、聞く、話しかける、笑う……頬ずり、抱っこ、手をつなぐ、頭をなでる……など、積極的に子どもとスキンシップをとってください。子どもが求めてきた時、また、遊びの中などで自然と子どもとスキンシップをとっていれば、親は、子どもがいつもと違うことにはすぐに気づくことができますし、子どもは安心して親との信頼関係を築きます。安心感は心の発達のためにも最も必要なことです。

お子さんが大きくなっても同じです。子どもは成長し、しだいに親から離れていきます。しかし、小さい頃から培われた親との信頼関係があれば、子どもは何か問題があった時には、きっと何らかの形で自分の問題を表現するでしょう。

体に現れる症状はわかりやすいのですが、心に抱えた問題はなかなかわかりにくいこともあります。何か問題を抱えた時に、それを素直に表現し、他の人の助けを借りることも自然にできるようになります。これも大切な能力の一つです。

すぐ病院に行くのではなく、ホームケアを第一に考える

子どもが病気になったら、どんなに軽い症状でもすぐに病院を受診し、医師の診察を受け、薬をもらうのが当たり前の時代になっています。たとえ夜間であっても、病院に駆けつけ、当直が他の科の先生であれば小児科医の診察を希望する人までいます。実際、休日や夜間など通常の病院や診療所が休みの時間帯に、いわゆる救急外来にかかる患者の約40％が小児であると言われています。

何よりも大切なお子さんがつらい症状を訴え、心配になる気持ちはわかりますし、夜がふけるほどに心配はつのってくるものです。しかし、少し考えてみましょう。小児科医の数は内科医の数分の一しかいません。よほど大きい病院でなければ、通常小児科医は1人か2人です。内科医であれば交代で当直をすれば良いのですが、小児科医は交代できるほど人数に余裕がないのです。

小児科医になることを希望する医師の数が激減しています。理由は仕事が大変である上に報酬が少ないからです。とくに日常の診療に加え夜間など時間外の仕事が多くなり、熱心に仕事をすればするほど疲弊してしまうのが実状です。医師であっても人ですので、これ以上疲弊がつのれ

ば医療の質の低下にもつながります。

もちろん重症な病気の場合は、夜間であっても専門家である小児科医の診察を受けることは大切だと思います。しかしその前に、**親として、子どもの状態が、今すぐ病院を受診しなければならないのかを適切に判断することがより重要です。**

そして、必要な時には医療機関を受診し、それ以外は家庭で対処できる能力を身につけることが大切ではないでしょうか。そのようにして、地域の医療者との間にもお互いに気持ちのいい関係を築きたいものです。

実際に小児科医をしているとわかるのですが、大部分の子どもの病気は、必ずしも病院を受診しなくとも自然に治るため、薬や注射などの治療が必要なことはほとんどありません。すぐに病院の受診が必要となる重大な症状さえ見落とさなければ、ほとんどの病気は家庭で対処できるものです。

●ホームケアのメリット

ホームケアを心がけるだけで、実にたくさんのメリットがあります。

まずは、**子どもに負担がかからない**ということ。病気など体調が優れないときは、何よりも安静にし、体の負担が最小限になるように努める必要があります。病院を受診するということは、具合が悪い時に、着替えをさせられ、病院に連れていかれ、診察まで待ち、診察や検査を受け、薬局に移動し、また薬を受け取るのを待ち、家に戻ってくる必要があるということです。場合により痛い処置があったり、慣れない人に対応したりなど精神的にも安心できません。

さらに、病院とは病人が集まる場所です。とくに小児科の場合、外来に来る子どものほとんどは感染症です。つまり、人に移る病気であるということ。病院という場所は、他の子どもや保護者から病気をもらったり、逆に移したりする可能性が高い場所なのです。自宅で症状が落ち着くまでしっかりとケアすることは、**感染症の蔓延を防ぐ**ためにも大切です。

保護者にとっても、子どもを病院に連れていくとなると自分の仕事や家事は後回しになります。園や学校、職場への連絡だけでも気が重くなります。

病院を受診するとたいていの場合、薬が処方されます。もちろん必要な場合は薬を飲んで構わないのですが、**薬も体にとっては不自然な異物**（化学物質）であることには変わりありません。

病院を受診したり、薬をもらうには**経済的負担**がかかります。現在の日本では、ほぼ全員が保険適用になり、とくに子ども医療費は自己負担がない自治体が多いと思います。お金がかからないからといって何でも利用すれば良いということではありません。自己負担はなくても、社会全体が税金などで負担しているのです。

子どもが病気の場合に出てくる症状は、次々と変わりやすいという特徴があります。熱が一気に出たと思えば、急に下がったり、遊び出したと思えば、急にグッタリします。様々に変化する症状に対して、いちいち病院を受診しなくとも、ホームケアの基本を押さえておけば、家庭ですぐに柔軟に対処できます。

そして、私はいつも強調しますが、病気を自然な状態で乗り越えると、本人も家族もものすごく成長するというメリットがあります。

ただし、ホームケアに様々なメリットがあるとはいえ、無理をしてまで家庭でみなければならないということではありません。とくに経験の少ないお母さんは、どこまでを家庭でみて、どこからが病院などを受診すればいいかの適切な判断が難しいかもしれません。**決して無理をせず、重大な異常がある場合や自分では判断が難しい場合は、迷わず病院を受診するくらいが良いでしょう。**

はじめから優秀な家庭のお医者さんになれる人はいません。実際に何度も子どもの病気をみて、それを乗り越えていく過程を経験することによって、だんだんと適切な判断をすることができるようになります。

●病院に連れていくかどうかの判断基準

子どもが病気の場合に重症であるかどうか（病院に行くべきかどうか）の最も簡単な判断基準は、次の３つです。

① 水分がとれているか
② 機嫌が良いか
③ 元気があるか

水分がとれているかは、簡単には**おしっこが出ているかどうか**を見ればわかります。子どもは、大人よりもはるかに脱水になりやすく、半日も水分がとれない状態や暑い環境が続くとすぐに脱水になります。水分がとれないと、熱を下げることができませんし、すぐに体力が低下してしまいます。水分がとれないということが、重大な病気の徴候である場合もあります。

機嫌が良いというのは、**精神的に安定している**ことを意味します。泣きやぐずりが一時的ではなく続く場合や、表情が良くない場合は注意が必要です。

元気があるというのは、**肉体的に余裕があるか**を意味します。普通に手足をばたつかせているか、グッタリしていないかどうかです。

熱やけいれん、下痢、嘔吐、咳など、心配な症状はたくさんありますが、他にどんな症状があろうと、機嫌が良く元気であれば、少なくとも重大なあるいは緊急を要する異常は考えられません。

明らかにけがや外傷で出血している場合、1メートル以上の高さから落ちた場合、骨折や脱臼(多いのはひじ、肩の関節)で動かせない部分がある場合もすぐに病院を受診しましょう。

発熱、鼻水、せき、下痢、嘔吐など「出す」ことは浄化の作用

症状は、自然治癒力が働いて病気の状態を健康な状態に戻すために出てくると説明しました。たくさんある症状の中で「出す」という症状は、病原体や異物、傷んだ組織などを体の外に追い出すという、病気を治すための最も基本的な働きによるものです。

悪いものを食べた時に吐き出すといったわかりやすい例だけでなく、熱、せき、痰、くしゃみ、鼻水、下痢など病気のときに出てくるあらゆる「出す」という症状は、出さなければならないから必要として出てくるのです。病気の時だけではありません。健康な時もおしっこ、うんち、汗、涙、毛、爪、目やに、耳あかなどはすべて生理的な排出による体を浄化する作用です。

女性では月経、出産、授乳も浄化です。女性が男性よりも平均寿命が長い理由の一つとして、浄化する機会の多いことが挙げられます。

体は異物を体内で代謝したり、分解するよりも、出してしまう方が楽なのです。病気の時も、まずは体に不要なものや害をなすものを排除しなければ、傷んだ体をスムーズに修復することができません。

小児科医の真弓定夫先生は、むしろ出すべきものが出せない症状やいわゆる「詰まる」症状の方がはるかに厄介な病気であることが多く、注意が必要であると述べています。たとえば、熱が上がるべき時に上がらない（熱さましの使用も同じ――**「解熱剤は、自然に病気を治す経過に影響を与える」P.385参照**）、鼻水よりも鼻詰まりでさらには中耳炎や副鼻腔炎（これらは鼻水を外に出せずに横の耳や上の副鼻腔に詰まった状態）になる、下痢よりも便秘、痰詰まり、おしっこが出ない時などです。

また、**出すという作用は自律神経のうち、主に副交感神経の働きである**ことも覚えておきましょう。現代社会はストレス社会です。大人のみならず子どもも様々なストレスに見舞われています。ストレスは一般には交感神経を緊張させるので、出すという浄化の働きを起こりにくくしていることになります。ですから、休息や睡眠、深呼吸など副交感神経の働きを高めることにより浄化の力を高めることができるのです。

もちろん症状が強い場合は精神的にもつらく、かえって回復を遅らせることにもつながりますので、一時的に症状を緩和することも必要です。この場合も西洋医学の薬も含め、代替療法や自然のものを使ったお手当てなどできるだけ多くの選択肢を持ちながら、状況に合った方法を利用します。結局は自然治癒力が病気を治していることを理解しておきましょう。

解熱剤は、自然に病気を治す経過に影響を与える

小児科医をしていて一番感じることは、子どもの発熱をとても気にされる保護者の方が多いことです。実際に外来にかかる子どもの症状として一番多いのが発熱です。

体温は健康状態の一番わかりやすい指標ですが、最近の子どもの体温の低下は深刻です。体温が低下すると、免疫、基礎代謝、酵素の働きなど体の活動のすべてが不調になります。本来、健康な子どもの体温は、大人より1℃くらい高く、36℃台後半～37℃台あるのが正常です。ですから38℃以上から明らかな発熱があると考えていいでしょう。

発熱に対しては多くの誤解や思い込みがありますので、まず、基本的な考え方を示します。

①熱を下げることとは、熱という見かけ上の症状をとっているだけの対症療法で、病気を治すことではありません。熱が自然に下がることは病気（主に感染症）が軽快した目安にはなります。

②42℃を超えるような特殊な場合を除き、発熱だけが原因で頭がどうにかなっ

てしまったり、後遺症が残ることはありません。

③熱の高さと病気の重症度はほとんど関係がないことがわかっています。

発熱の原因に関しては、子どもの場合はほとんどが病原体（主にウイルスと細菌）の感染症によるものです。**熱を出すのは、私たちの体が必要だと判断したためであり、病原体が熱を出しているわけではありません。**

多くの病原体、とくに感染症の原因のほとんど（90％ほど）を占めるウイルスは熱に弱いという性質があり、体温を上げることにより、病原体の勢いを抑えると同時に、体の免疫力を上げ病原体に対抗する態勢を整えているのです。免疫力を何で評価するかには決まりがありませんが、ウイルス感染細胞やがん細胞をいち早く排除するＮＫ細胞の活性は、体温が上昇するほど高まります。体温が高くなるほど、免疫力も高まると考えていいでしょう。

解熱剤を使って熱を下げることは、自分でせっかく上げた免疫力を落とすことになります。つまり、解熱剤を使用すると、自然に病気を治す経過に大きな影響を与えてしまうのです。

たとえば、インフルエンザの時に起こることがある重症の合併症である脳炎・脳症は、解熱剤の使用と関係があると言われています。子どもの発熱に対してはアセトアミノフェン以外の解熱剤は原則として使用できなくなりました。また、解熱剤を使用するとかぜなどの感染症の治りは遅くなることが知られています。熱性けいれんでは、解熱剤を使用した方がけいれんの頻度が増えます。

また、解熱剤も薬であり人工的な化学物質で、副作用を伴います。副作用には、熱が下がりすぎることがあります。熱が下がりすぎると、生命活動のすべてが妨げられ、病気を治す力も妨げられるということです。その他、肝機能障害、無顆粒球症、横紋筋融解症、スティーブンス・ジョンソン症候群などの重篤なものもあります。

●子どもが発熱した時の対応

では子どもが発熱した場合はどのように対応すれば良いでしょうか？

まずは安静にし、自然な状態で熱を下げるために水分を十分に補給しましょう。薬で熱を下げることは、病気の経過に悪影響を与えます。水分は麦茶や番茶、ほうじ茶、玄米茶などカフェインの入っていないお茶がいいでしょう。

発熱は病気にかかっている時の症状の一つであり、病気に対して免疫系が正常に働いていることによる自然の経過であるため、基本的には下げる必要はないのです。

38・5℃以上の発熱で、熱を下げることにより元気が出たり、体力が回復したりするのであれば、マイルドに熱を下げてあげてもいいでしょう。この際も必ずしも解熱剤を使う必要はなく、里芋湿布や豆腐湿布などで脇や股の太い動脈をマイルドに冷やしてあげたり、キャベツや青菜を頭に巻くなどの自然の手当てを用いると良いでしょう。

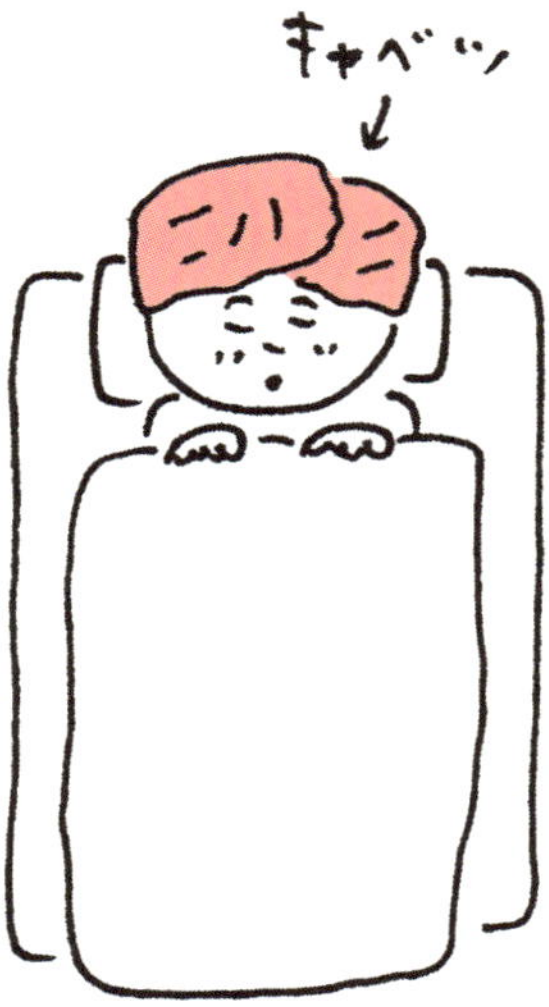

抗生剤は必ず飲まなければならないものではない

抗菌薬と抗生物質は厳密には違うものです。細菌の活動を抑えたり殺したりする物質の総称が「抗菌薬」で、このうち生物が作り出したものを「抗生物質」といいます。本書ではこれらを区別せずに、一般になじみの深い「抗生剤」で統一しています。

アレルギーや自己免疫疾患、がん、うつ、自閉症を含めた発達障害などの現代病や障害が登場し増加しはじめた産業革命以前は、病気としての人類の最大の脅威は感染症でした。抗生剤が登場する前は、細菌感染症に対する治療法はほとんどない状態で、本人の抵抗力以外に頼るものはなく、とても多くの人が感染症で命をなくしていたのです。

抗生剤は1910年にサンバルサンが登場してから、次々に開発されてきました。抗生剤は薬の歴史における最大の発見と言われ、実際に重篤な感染症から多くの命を救ってきました。抗生剤は今でも重篤な感染症に対する治療として最も強力で、有効な薬剤であることに変わりはありません。

しかし、現代の医療現場で抗生剤が適切に使用されているとは言えません。抗生剤の様々な問題点を解説します。

①かぜなどほとんどの感染症には抗生剤が効かない

子どもの発熱のほとんどの原因は何らかの感染によるものですが、感染症を引き起こす主な原因微生物はウイルスか細菌のどちらかです。他には頻度が低いですがマイコプラズマ、リケッチア、真菌（カビ）があります。一昔前まで多く存在していた原虫や寄生虫は現代の日本ではほとんど見られません。

これらのうち最も頻度が高いのがウイルス（ほぼ全体の9割を占める）です。これには抗生剤が全く効きません。つまり、**子どもが熱を出した時に抗生剤が効くのは1割ほど**なのです。ウイルス以外が原因でも、軽い感染症は自然に治りますので、必ずしも抗生剤が必要というわけではありません。

②抗生剤は病原菌のみならず、常在菌にも大きなダメージを与える

常在菌は健常な人には何も悪さをせず、むしろなくてはならない存在です。常在菌を必要以上に排除している生活が、現代病が増加している第一の要因です。

抗生剤は常在菌の中でも、とくに健康に最も重大な役目を果たしている腸内細菌に対してのダ

メージが大きいです。さらに子どもでは、一度腸内細菌叢《そう》が破壊されると回復に多くの時間を要するのです。

③抗菌剤の使いすぎにより、その抗菌剤が効かない耐性菌ができる

抗生剤が効かない耐性菌がとても大きな問題になっています。どの抗生剤も使用が増えると、時間とともに必ず耐性菌が出現します。つまり、いずれどの抗生剤も効かない体になってしまうのです。抗生剤の開発には限界がありますが、細菌の耐性獲得能力は無限大であり、いつかは開発が追いつかなくなります。抗生剤は、病原菌だけでなく常在菌の性質にも変化をもたらします。

④抗生剤も薬の一種であり、副作用がある

副作用として多く見られるのは、じんましん、発疹、肝機能障害などです。頻度は低いですが、アナフィラキシーショックやスティーブンス・ジョンソン症候群など重篤なものもあります。

⑤人体だけでなく環境に対する影響も大きい

繰り返しになりますが、人体のみならず、環境の微生物も排除する行為だということです。

●抗生剤を使用する目安

では、どのような場合に抗生剤を使用するかの目安を示します。

子どもが発熱していても多くの場合はウイルス感染症であり、抗生剤は必要ありません。通常は高熱が3日以上続く場合に使用を考慮します。症状が明らかに強い場合には、3日待つ必要はないでしょう。

抗生剤を使う前に、血液検査で炎症反応を確認してから使用を検討することも有効です。炎症反応はほとんどの診療所や病院の採血検査で行うことができ、数分で結果が出ます。

実際に抗生剤が使用される病気（細菌性の感染症）には、溶連菌感染症、扁桃炎、中耳炎、副鼻腔炎、膀胱炎、腎盂腎炎、とびひ、肺炎、髄膜炎などがあります。これらのうち中耳炎、副鼻腔炎、膀胱炎、とびひには必ずしも抗生剤は必要ありません。

おわりに

この本は、子育て（親が子どもを育てる）・子育ち（子どもが自ら育つ）・子どもとの暮らしに関して、日常生活や健康、病気を中心に可能な限りたくさんの事柄についてまとめ、大全としました。

私は医師ですが、西洋医学的な考えや、現在「常識」として考えられていることにとらわれずに、どのようにすれば子どもたちが健康で、楽しく、希望を持って生きられ、また社会全体が良い方向に向かうのかが、本書全体を通した一貫したテーマです。

子育て・子育ち、つまり子どもの成長・発達とは何でしょうか？

それは子どもが、何も決まっていない、どのような方向もありうる、あらゆる可能性を秘めた状態から、今ある社会に適合し、社会を構成する一人の大人に成長する過程です。

その際に大切なことは、子どもは親の鏡であり、まずは親の影響を最も強く受けるということです。

親から子どもに受け継がれるものを考えてみると、親の細胞（精子、卵子）、遺伝子（設計図本体と動かすスイッチ）、腸内細菌などの親のもつ微生物、行動（親の生活洋式）、言葉や話し方、考え方（心の構造から性質も含めて）、その他などです。つまり、子どもはまさに親のすべてをコピーするように受け継いでいくのです。

ですから、まずは、私たち親が、自分たちの生活のあらゆる面を、子どもたちのお手本になるようにする必要があります。子どもに何かを教えていくことも必要ですが、それ以上に大切なことは、親が自ら良いと考えるあり方を実践して見せていくということです。

本当の意味で実践するためには、子どもが生まれる以前からしっかりとしたコンセプトを持ち、考え方の軸を定めておく必要があります。

次に大切なのは、現代の親である私たちの生活や考え方は現代の社会全体の影響を大きく受けている、というより、社会全体の風習や考え方に従わざるをえない部分が大きいということです。

では、社会全体を見渡してみて、現代社会は健全な状態と言えるでしょうか？　残念ながら、私が見る限り、現代社会は、すべてではありませんが、皆が疲れていて、日々の生活に追われ、重苦しく、窮屈で、喜びを感じられず、未来に希望を描けていないように感じるのです。

その結果、子どもの病気や発達の問題が増え続けていたり、いじめなど心の問題として現れています。子どもたちの世界で起きていることは、大人の世界で起きていることの縮図です。子どもたちが病気や健康上の問題を多く抱えているのなら、それは大人であり、社会全体のあり方に問題が多いということなのです。

では、現代社会が生きにくい、窮屈に感じる理由について考えてみると、現代社会はありとあらゆる面で、「こうでなければならない」「こうしてはいけない」「一定の枠に入らなければならない」という制限が強すぎる傾向があると思います。

もちろん、社会生活を営む面では、何でも自由で良いわけではなく、ある程度の決まりが必要になることもあります。しかし、現代生活は、あまりにも制限が多く、許容範囲が狭いため、常に自分たちを律して、言いたいことも言えないような風潮になっています。

たとえば、子育ての場面でも、「赤ちゃんの体重の増えはこの線の枠内に入っていなければならない」「皆がワクチンを打っているので打たなければならない」「皆が牛乳を飲んでいるので飲まなければならない」「他の子とちょっと違うから発達障害かもしれない」……。

多様性を否定し、全員を一定の枠内に収めるということは、個性を否定することであり、人間の可能性を自ら否定することにもつながります。実際には個性があり、一人一人に違う考え方があり、異なるあり方があるからこそ面白いのです。

未来を作る子どもたちの子育て・子育ちに関してこそ、もっと大らかに、楽しく、個々の色々な違いである多様性を認め合っても良いのではないでしょうか。

一人でも多くの人に、できるだけ自然に沿った生活を始めてほしいと思います。それにより、目先のことだけでなく一生の健康を考える、個人のことだけでなく全体を考える、人間だけでなく生物全体を考えることになり、それが社会であり未来を作っていくのです。


実際に経験してみると、子育て、子どもの成長を見守ること以上に面白く、貴重なことはないと感じています。いつも素晴らしい喜びと感動、気づきを与えてくれる子どもたちに感謝です。

本書が、私たちがこれからどのように生きていけばいいかの指標となり、何よりも子育てを楽しくするための参考になれば幸いです。

最後になりますが、このような本を書く機会を与えてくださった大和書房編集部の鈴木萌さんに深謝いたします。


２０１８年、初夏　　七合診療所　本間真二郎

参考文献

『いのちのために、いのちをかけよ』　吉村正　地湧社　2010年

『給食で死ぬ!!』　大塚貢、西村修、鈴木昭平　コスモ21　2012年

『デトックスで治す自閉症』

ゲーリー・ゴードン、エーミー・ヤスコ　中央アート出版社　2006年

『発達障害の子どもが変わる食事』　ジュリー・マシューズ　青春出版社　2012年

『発達障害を治す』　大森隆史　幻冬舎　2014年

『発達障害の薬物療法を考える』　嶋田和子　彩流社　2017年

『子どもの「手づかみ食べ」はなぜ良いのか？』

山口平八、清水フサ子　IDP出版　2016年

『牛乳は子どもによくない』　佐藤章夫　PHP研究所　2015年

『ミラーニューロン』

ジャコモ・リゾラッティ、コラド・シニガリア　紀伊國屋書店　2009年

『不妊治療を考えたら読む本』　浅田義正、河合蘭　講談社　2016年

『安全なお産、安心なお産』　河合蘭　岩波書店　2009年

『母になる』　大野明子　メディカ出版　2012年

『ちょっと理系な育児 母乳育児篇』　牧野すみれ　京阪神エルマガジン社　2017年

『五感を育てるおむつなし育児』　三砂ちづる　主婦の友社　2013年

『病気にならない暮らし事典』　本間真二郎　セブン&アイ出版　2016年

『誕生前後の生活』　野口晴哉　全生社　1978年

「自然育児友の会」会報　はる号（真弓定夫先生の言葉）　2016年

『身体が「ノー」と言うとき』　ガボール・マテ　日本教文社　2005年

『ママたちが非常事態!?：最新科学で読み解くニッポンの子育て』

NHKスペシャル取材班　ポプラ社　2016年

『子は親を救うために「心の病」になる』　高橋和巳　筑摩書房　2014年

P.268~269 図の引用元

図5

Source: Table based on data at: Timeline of TB in Canada
http://www.lung.ca/tb/tbhistory/timeline/;
http://www.thecanadianencyclopedia.com/
index.cfm?PgNm=TCE&Params=A1ARTA0008151
Public Health Agency of Canada:
http://www.phac-aspc.gc.ca/publicat/cig-gci/p04-bcg-eng.php; and
PHAC on BCG usage in Canada:
http://www.phac-aspc.gc.ca/tbpc-lath/bcgvac_1206-eng.php

図6

Source: Adapted from:
Public Health Agency of Canada, Figure 8 - Measles Reported
Incidence Canada.
http://www.phac-aspc.gc.ca/publicat/cig-gci/p04-meas-roug-eng.php

図7

Source: John H. Dingle; Life and Death in Medicine;
Scientific American; 1973; p. 56.

図8

Source: Data derived from - Vital Statistics of the United States 1937-1960;
and Historical Statistics of the United States:
Colonial Times to 1970 Part 1 Ch. B Vital
Statistics and Health and Medical Care, pp. 44-86H.

図9

Source: Doshi, P., Trends in Recorded Influenza Mortality:
United States 1900-2004,
American Journal of Public Health, May 2008, vol. 98, no. 5, p. 941.

図10

Source: Thomas McKeown,
The Role of Medicine: Dream, Mirage or Nemesis?;
Basil Blackwell; Oxford, UK; 1979; p. 103

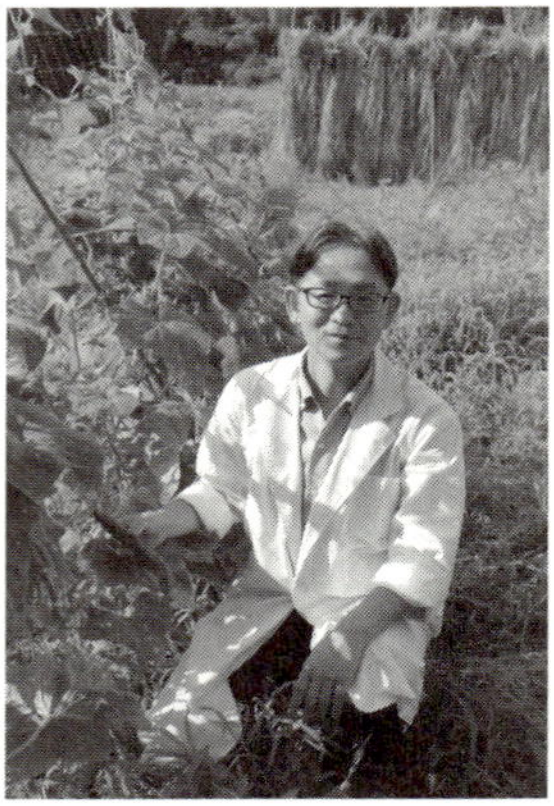

本間真二郎　ほんま しんじろう

医師。医学博士。1969年、北海道札幌市に生まれる。札幌医科大学医学部を卒業後、札幌医科大学附属病院、道立小児センターなどに小児科医として勤務。2001年より3年間、アメリカのNIH（国立衛生研究所）にてウイルス学・ワクチン学の研究に携わる。帰国後、札幌医科大学新生児集中治療室（NICU）室長に就任。2009年、栃木県那須烏山市に移住し、現在は同市にある「七合診療所」の所長として地域医療に従事しながら、子どもから高齢者まで幅広く診察している。ウイルス学研究で培った菌に関する豊富な知識を、自然農や調味料づくりから子育てまで暮らし全般に生かしながら、自然に沿った暮らしを実践している。二児の父。著書には、『病気にならない暮らし事典』『病気にならない食と暮らし』（セブン＆アイ出版）がある。

自然《しぜん》に沿《そ》った子《こ》どもの暮《く》らし・体《からだ》・心《こころ》のこと大全《たいぜん》

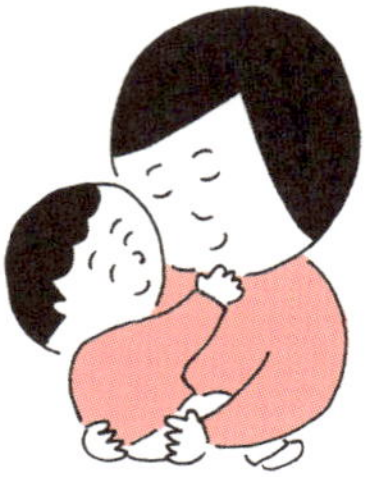

2018年7月31日　第1刷発行
2024年3月20日　第5刷発行

著　者 —— 本間真二郎《ほんましんじろう》
発行者 —— 佐藤 靖
発行所 —— 大和《だいわ》書房
東京都文京区関口 1-33-4 〒112-0014
☎ 03-3203-4511

ブックデザイン —— わたなべ ひろこ
装画・本文イラスト —— 佐々木一澄

カバー印刷 —— 歩プロセス
本文印刷 —— 信毎書籍印刷
製本 —— 小泉製本

ISBN 978-4-479-78434-0

http://www.daiwashobo.co.jp